卫生职业教育"十四五"规划康复治疗类专业新形态一体化特色教材

供康复治疗类专业使用

康复医学概论

（第 2 版）

U0166009

主　　编　张绍岚　周立峰　卢健敏

副 主 编　唐　艳　章雪倩　刘小娟　丁艳丽

编　　委　（按姓氏笔画排序）

丁艳丽　红河卫生职业学院

卢健敏　泉州医学高等专科学校

吉宏波　白城医学高等专科学校

乔　琛　安阳职业技术学院

刘　爽　滨州医学院

刘小娟　湘潭医卫职业技术学院

刘玉杰　郑州工业应用技术学院

刘会锦　周口职业技术学院

闫　艳　江苏医药职业学院

李慧君　安庆医药高等专科学校

张绍岚　江苏医药职业学院

周立峰　宁波卫生职业技术学院

徐世山　宁波市康复医院

唐　艳　永州职业技术学院

章雪倩　咸宁职业技术学院

编写秘书　闫　艳

华中科技大学出版社

中国·武汉

内 容 简 介

本书是卫生职业教育"十四五"规划康复治疗类专业新形态一体化特色教材。

本书共八章,内容包括总论、残疾学基础、康复医学基础、康复医学的工作方法与流程、康复医疗机构的建设与管理、康复医学科工作规范、康复医学伦理及康复专业人员教育和资质认证。书中穿插大量与教学内容相关的数字资源,并配以案例导入、思政园地、思政课堂、知识拓展等,更好地方便师生教与学。

本书适合康复治疗类专业使用。

图书在版编目(CIP)数据

康复医学概论 / 张绍岚,周立峰,卢健敏主编. -- 2 版. -- 武汉 :华中科技大学出版社,2024.8. -- ISBN 978 -7-5772-1202-9

Ⅰ. R49

中国国家版本馆 CIP 数据核字第 20240TV761 号

康复医学概论(第 2 版)　　　　　　　　　　张绍岚　　周立峰　卢健敏　主编

Kangfu Yixue Gailun (Di-er Ban)

策划编辑:罗　伟

责任编辑:罗　伟

封面设计:廖亚萍

责任校对:朱　霞

责任监印:周治超

出版发行:华中科技大学出版社(中国·武汉)　　　电话:(027)81321913

　　　　　武汉市东湖新技术开发区华工科技园　　　邮编:430223

录　　排:华中科技大学惠友文印中心

印　　刷:武汉科源印刷设计有限公司

开　　本:889mm×1194mm　1/16

印　　张:10.25

字　　数:254 千字

版　　次:2024 年 8 月第 2 版第 1 次印刷

定　　价:49.80 元

卫生职业教育"十四五"规划康复治疗类专业新形态一体化特色教材

丛书编委会

网络增值服务

使用说明

欢迎使用华中科技大学出版社医学分社资源网

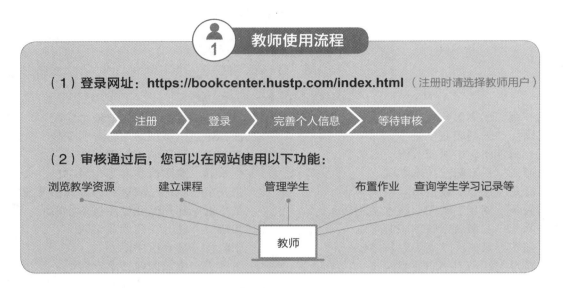

教师使用流程

（1）登录网址：https://bookcenter.hustp.com/index.html（注册时请选择教师用户）

注册 ▷ 登录 ▷ 完善个人信息 ▷ 等待审核

（2）审核通过后，您可以在网站使用以下功能：

浏览教学资源　　建立课程　　管理学生　　布置作业　查询学生学习记录等

教师

学员使用流程

（建议学员在PC端完成注册、登录、完善个人信息的操作）

（1）PC 端学员操作步骤

① 登录网址：https://bookcenter.hustp.com/index.html（注册时请选择普通用户）

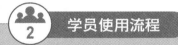

注册 ▷ 完善个人信息 ▷ 登录

② 查看课程资源：（如有学习码，请在个人中心–学习码验证中先验证，再进行操作）

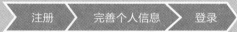

选择课程

首页课程 ＞ 课程详情页 ＞ 查看课程资源

（2）手机端扫码操作步骤

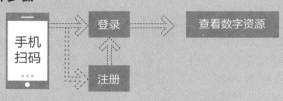

手机扫码　→　登录　→　查看数字资源

注册

总序

发展高等职业教育是我国技术技能型人才队伍建设的重要基石,是党中央、国务院的明确战略部署。我国已将发展职业教育作为重要的国家战略之一,高等卫生职业教育作为高等职业教育的重要组成部分,取得了长足的发展,同时随着健康中国战略的不断推进,党和国家加大了对卫生人才培养的支持力度,旨在培养大批高素质技能型、应用型医疗卫生人才。高等卫生职业教育发展的新形势使得目前使用的教材与新形势下的教学要求不相适应的矛盾日益突出,加强高职高专医学教材建设成为各院校的迫切要求,新一轮教材建设迫在眉睫。

为积极贯彻《国家职业教育改革实施方案》《"十四五"职业教育规划教材建设实施方案》《高等学校课程思政建设指导纲要》等重要精神,落实国务院关于教材建设的决策部署,深化职业教育"三教"改革,培养适应行业企业需求的"知识、能力、素质、人格"四位一体的发展型实用人才,构建高职课程体系,实践"双证融合、理实一体"的人才培养模式,切实做到专业与产业职业对接、课程内容与职业标准对接、教学过程与生产过程对接、学历证书与职业资格证书对接、职业教育与终身学习对接,落实国家对职业教育教材3年修订、新教材融入二十大精神等要求,经过多方论证,在中国职业技术教育学会康养康育专业委员会的指导下,在坚持传承与创新的基础上,华中科技大学出版社组织编写了本套卫生职业教育"十四五"规划康复治疗类专业新形态一体化特色教材,致力打造一套既符合未来康复教学发展趋势,又适应行业岗位技能培训需求,助力康复人才培养的新形态融媒体教材。

相较前版,新版教材充分体现新一轮教学计划的特色,坚持以就业为导向、以能力为本位、以岗位需求为标准的理念,遵循"三基"(基本理论、基本知识、基本技能)、"五性"(思想性、科学性、先进性、启发性、适应性)、"三特定"(特定对象、特定要求、特定限制)的编写原则,充分反映各院校的教学改革成果,教材编写体系和内容均有所创新,着重突出以下编写特点。

(1)紧跟"十四五"教材建设工作要求,引领职业教育教材发展趋势,密切结合最新专业目录、专业教学标准,以岗位胜任力为导向,参照技能型、服务型高素质劳动者的培养目标,提升学生的就业竞争力,体现鲜明的高等卫生职业教育特色。

(2)思政融合,即思政育人与专业建设有机融合。有机融入思政教育,结合专业知识教育背景,深度挖掘思政元素,对学生进行正确价值引导与人文精神滋养。

(3)紧跟教改,构建"岗课赛证"融通体系。强调"岗课赛证"融通的编写理念,紧贴行业先进理念,选择临床典型案例,强化技能培养,按照最新康复治疗师(士)的标准要求,将岗位技能要求、职业技能竞赛、证书培训内容有机融入教材与课程体系中,实现专业标准与职业岗位标准的对接,注重吸收行业新技术、新工艺、新规范,突出体现医教协同、理实一体的教材编写模式。

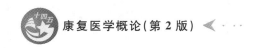
（4）形式创新，纸数融合，让教材"活"起来。采用"互联网＋"思维的教材编写模式，增加大量数字资源，构建信息量丰富、学习手段灵活、学习方式多元的新形态一体化纸数融合教材体系，推进教材的数字化建设。部分教材选用"活页式"装帧，以活页式为载体，汇集行业企业专家、一线骨干教师、高水平技术人员指导开发课程，实现校企"双元"合作。

本套新一轮规划教材得到了各相关院校领导的大力支持与高度关注，我们衷心希望这套教材能为新时期高等卫生职业教育的发展做出贡献，并在相关课程的教学中发挥积极作用，得到广大读者的青睐。我们也相信这套教材在使用过程中，将历经教学实践的检验，并通过不断的反馈与调整，实现其内容的精进、体系的完善以及教学效能的显著提升。

卫生职业教育"十四五"规划康复治疗类专业新形态一体化特色教材

编写委员会

前言

为贯彻《国家职业教育改革实施方案》《"十四五"职业教育规划教材建设实施方案》《高等学校课程思政建设指导纲要》等文件重要精神,深化职业教育"三教"改革,培养适应行业企业需求的"知识、能力、素质、人格"四位一体的发展型实用人才,华中科技大学出版社组织编写了卫生职业教育"十四五"规划康复治疗类专业新形态一体化特色教材。

《康复医学概论(第2版)》对原教材内容进行了大幅度删减和补充,删除了功能障碍等与其他教材重复的内容和陈旧的知识,增加了残疾人社会保障、康复医学基础、康复医疗机构的建设与管理、康复医学伦理、康复专业人员教育和资质认证等内容,使教材内容与职业资格考试要求无缝对接,充分体现了教材的时代性、创新性和规范性。

本教材共八章。第一章总论,主要介绍康复与康复医学的内涵、康复医学的发展简史、康复医学在现代医学中的地位、康复治疗的地位和作用;第二章残疾学基础,主要介绍残疾概述、残疾分类、残疾预防、残疾人社会保障;第三章康复医学基础,主要介绍人体运动学基础、神经生理学基础和康复心理学基础;第四章康复医学的工作方法与流程,主要介绍康复医学的工作方法、康复医学的工作流程、康复效果评定;第五章介绍康复医疗机构的建设与管理;第六章康复医学科工作规范,主要介绍康复医学科诊疗工作规范、康复医学科文件书写规范;第七章康复医学伦理,主要介绍康复医学伦理的发展、康复医学中的伦理问题、康复医疗政策问题;第八章康复专业人员教育和资质认证,主要介绍康复治疗专业人员教育、康复专业人员培训和康复专业人员资质认证。

编者围绕高等职业院校康复治疗类专业学生的人才培养目标,紧扣国家最新专业教学标准,坚持以岗位为导向、以就业为目标、以技能为核心、以服务为宗旨,强调思想性、科学性、先进性、启发性和适应性,充分考虑我国高等职业院校康复治疗类专业学习的特点,将实训内容并入主教材,并融入思政内容。本教材坚持数字化建设方向,增加了导学PPT、案例解析、微课视频、讨论题解析、扫码在线答题,为教与学提供便捷的学习资源,学生通过手机扫描随文二维码可学习相应的数字资源。

本教材编写团队由来自江苏医药职业学院、宁波卫生职业技术学院、泉州医学高等专科学校、宁波市康复医院等高等职业院校的专业教学骨干和临床一线专家组成。

本教材在编写过程中参阅了大量相关资料,吸收和借鉴了很多康复医学界前辈和同行的学术成果,也得到各位编者所在单位的大力支持,在此谨向相关作者和单位表示衷心的感谢!

本教材力求传承与创新,但由于编写时间仓促,编者水平有限,教材中难免有疏漏之处,敬请广大读者批评指正,以便我们进一步修订,使之更加完善。

张绍岚

目录

总论

学习目标

▲ 知识目标

1. 掌握康复的定义和内涵、康复医学的定义和内涵以及与其他医学之间的关系、康复医学的服务对象。

2. 熟悉现代健康观念、疾病谱的变迁和医学模式的演变、康复医学的重要性、康复治疗的疾病范畴和训练策略、康复治疗的共性原则。

3. 了解康复医学的发展简史、康复医学的价值、康复治疗师的地位和作用。

▲ 能力目标

1. 能够运用康复医学基础理论分析医学实践过程中的功能障碍。

2. 能够应用全面康复的观点分析康复临床诊疗问题。

▲ 课程思政目标

1. 培养学生坚定的理想信念、深厚的爱国情感和中华民族自豪感。

2. 引导学生树立正确的专业思想观念和爱岗敬业、乐于奉献的职业精神,激发学生学习专业课程的热情。

案 例 导 入

案例解析

患者,男,60岁,因"右侧肢体活动不利伴言语不利1个半月"入院。于1个半月前被家人发现歪倒在床,右侧肢体无力,口角歪斜,不能言语。当时神志清楚,无二便失禁,经救护车送至医院急诊。头颅CT示左侧额叶、颞叶梗死,遂收入医院神经科病房。3天后头颅MRI示左侧额颞顶叶、基底节及岛叶急性梗死。颅脑CTA示左侧颈内动脉闭塞,经对症治疗病情逐渐平稳。之后曾于外院康复,仍遗留右侧肢体活动不利伴交流困难,可独坐,可短时间独站,为进一步康复收入院。现患者神志清楚,胃纳尚可,夜眠可,二便可控制,体重无明显变化。

入院诊断:左侧大脑半球脑梗死(定位:左侧额颞顶叶、基底节及岛叶。定性:脑梗死)、右侧肢体运动功能障碍、言语功能障碍(经皮质运动性失语)、日常生活活动障碍,原发性高血压(1级,极高危)。

Note

诊治经过如下。

（1）一般治疗：入院后完善相关检查，稳定斑块（阿托伐他汀），抗血小板聚集（阿司匹林），营养脑细胞（胞磷胆碱钠片、腺苷钴胺）。

（2）康复治疗：针对肢体运动功能障碍，开展偏瘫肢体综合训练，诱发患侧肢体主动运动，促进分离运动；通过平衡功能训练提高体位转移能力及坐立位平衡能力；通过言语治疗提高交流能力；通过理疗改善局部血液循环，防治肩-手综合征；通过针灸等促进肢体功能恢复。

（3）目前状况：维持半个月的康复治疗后，患者体位转移能力、立位平衡能力提高。听理解能力大部分保留，口语表达困难，可简单复述，对于大部分指令动作可配合。右侧Brunnstrom分级：上臂2级，手2级，下肢3级。坐位平衡3级，立位平衡1级。改良Barthel指数：55分，中等功能缺陷。简易精神检查（MMSE）不配合。患者立位平衡能力提高，继续进行康复治疗以提高下肢负重能力，并逐渐开展步行训练。

请思考：在患者的诊疗过程中，康复医学与临床医学的诊疗有何不同？又有何联系？

康复医学是现代医学的重要组成部分，它以研究解决功能障碍为核心，顺应经济发展和社会进步的需求，是人类医学事业发展的必然趋势，也是现代科学技术进步的结果。2017年，世界卫生组织（World Health Organization，WHO）在日内瓦召开的"康复2030：国际康复发展状况与行动呼吁"国际会议上，呼吁关注日益增长的康复需求，明确康复在实现联合国2030年可持续发展目标中的作用，呼吁采取国际性的协调和具体行动，强化健康服务体系中的康复服务。《"健康中国2030"规划纲要》强调"强化早诊断、早治疗、早康复，实现全民健康"。习近平总书记在全国卫生与健康大会上指出，"让广大人民群众享有公平可及、系统连续的预防、治疗、康复、健康促进等健康服务"。综上，康复医疗服务已成为卫生与健康工作中不可或缺的重要组成部分，这标志着我国康复医学事业发展进入了新的阶段。

第一节　康复与康复医学的内涵

一、康复的定义和内涵

（一）康复的定义

康复一词，译自英语rehabilitation，香港译为"复康"，台湾译为"复健"，是由词头re-、词干habilit和词尾ation组合而成，其中re-是重新的意思，habilit是使得到能力或适应的意思，ation是行为状态的结果。rehabilitation直译是"复原""重新获得能力""恢复原来的地位、权利、身份、财产、名誉、健康及正常生活"等；在医学领域内rehabilitation是指功能复原，是重新得到能力或适应正常社会生活的意思。第一次世界大战中，rehabilitation首次被赋予"对身心残疾者进行治疗，使其重返社会"的含义；rehabilitation在现代医学领域，主要是指身心功能、职业能力、社会生活能力的恢复。

20世纪40年代以来,康复的定义和内涵不断地演变。1969年世界卫生组织(WHO)对"康复"的定义为:康复是综合和协同地将医学、社会、教育和职业措施应用于残疾者;对他们进行训练和再训练;以恢复其功能至最高可能的水平。1981年,WHO康复专家委员会给康复下的定义为:康复是应用所有措施,减轻残疾和残障状况,并使残疾者和残障者有可能不受歧视地成为社会的整体。1993年,WHO在一份正式文件中提出:康复是一个帮助病员或残疾人在其生理或解剖缺陷的限度内和环境条件许可的范围内,根据其愿望和生活计划,促进其在身体、心理、社会生活、职业、业余消遣和教育方面的潜能得到最充分发展的过程。

综上,康复的定义是指综合采取医疗、教育、社会等方面的措施,消除和减轻患者的社会功能障碍、身心残疾所带来的苦痛,并通过各种功能训练使患者回归社会,提高患者生存质量。

(二)康复的内涵

康复的基本内涵可归纳为以下五个要素。

1. 康复对象　主要是各种损伤、急慢性病以及老龄造成的功能障碍和先天性发育障碍。这些障碍可以是潜在的或现存的,可逆的或不可逆的,部分的或完全的,可以与疾病并存或为疾病后遗症。

2. 康复领域　包括医学康复、教育康复、康复工程、职业康复、社会康复等领域,以便促进功能障碍者全面康复。

3. 康复措施　包括所有能消除或减轻康复对象身心功能障碍的措施,有利于医学康复、教育康复、康复工程、职业康复和社会康复的措施,以及政府的政策、法规等。康复专业人员不仅采用医学技术,而且应用教育学、工程学、心理学、社会学、信息学等方面的方法和技术。

4. 康复目标　旨在加速人体伤病后的恢复进程,预防后遗症和减轻功能障碍的程度,使病、伤、残者的潜能得到最充分的发展,尽最大可能使他们重返社会。

5. 康复的提供者　提供康复医疗、训练和服务的成员主要包括康复专业人员、社区工作者、残疾人及家属。

(三)康复的领域

康复具有综合性,它不仅针对疾病,而且着眼于整个人,致力于生理、心理、社会以及经济能力方面的全面康复。因此,康复涉及医学康复、教育康复、康复工程、职业康复、社会康复等领域。

1. 医学康复(medical rehabilitation)　医学康复作为临床医学领域的一个重要分支,其核心工作内容为运用临床医学的方法与技术(手术、药物、康复治疗方法等),为患者提供全面的康复服务。这些措施旨在直接改善患者的生理功能、心理状态或社会参与能力,或者为其后续的功能康复奠定坚实的基础。如:白内障患者在眼科进行晶状体手术摘除;严重的骨性关节炎患者进行人工关节置换术等。

2. 教育康复(educational rehabilitation)　通过特殊教育和培训促进康复,包括使聋哑儿童、智力障碍儿童、肢体伤残儿童等受到应有的教育,为能接受普通教育的失能者创造条件以使其进入普通学校接受教育,开设特殊教育学校(如聋哑人学校等)为不能提供普通教育的失能者提供特殊教育。

3. 康复工程(rehabilitation engineering)　生物医学工程领域中一个重要的分支学科,专注于应用现代工程技术的原理和方法,研究功能障碍者康复中的工程技术问题,同时研究功能障碍者的能力障碍和社会不利因素,并通过设计假肢、矫形器或其他辅助工具,或者通过改造环境等途径,最大限度地恢复、代偿或重建功能障碍者的躯体功能。

4. 职业康复（vocational rehabilitation） 训练职业能力、恢复就业资格、取得就业机会,包括职业评定、职业训练、选择与介绍职业、就业后的随访等。这些对于发挥功能障碍者的潜能,实现人的价值和尊严,取得独立的经济能力并贡献于社会都有重要意义。

5. 社会康复（social rehabilitation） 在社会的层次上采取与社会生活有关的措施,推动和保证医学康复、教育康复、康复工程和职业康复的进行,使功能障碍者适应家庭、工作环境,充分参与社会生活,从而促使其重返社会,如促进残疾人就业,环境改造,争取社会福利等。

全面康复就是指综合、协调地应用医学的、教育的、工程的、职业的、社会的各种方法,使病、伤、残者(包括先天性残疾者)已经丧失的功能尽快地、尽最大可能地得到恢复和重建,使他们的体格、精神、社会功能和经济能力得到尽可能的康复(图1-1)。

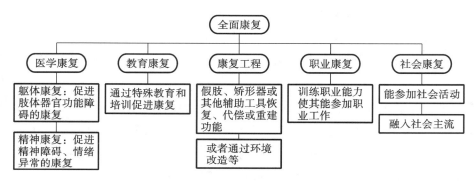

图1-1 全面康复

二、康复医学的内涵

（一）康复医学的定义

康复医学是具有独立的理论基础、功能测评方法、治疗技能和规范的医学应用学科。康复医学旨在应用医学科学及其有关技术,加速人体伤病的恢复进程,预防后遗功能障碍和（或）减轻后遗功能障碍程度,使功能障碍者的潜在能力和残存功能得到充分发挥。它以功能为核心和导向,应用医学和康复工程技术,研究有关功能障碍的预防、评定和处理(治疗、训练)。针对已经遭受或可能面临躯体残疾者,以及各种有功能障碍的慢性病患者和老年患者等,通过主动积极的途径,全面改善躯体、心理、精神和社会方面的整体功能,促进其重返社会。

（二）物理医学与康复医学

国际上物理医学的治疗主体是运动治疗和物理因子治疗,主要目标是消炎、止痛、改善躯体功能等。康复医学强调采用综合措施,针对患者或残疾者的功能障碍进行以改善、适应、代偿和替代为主要特征的治疗,使其获得独立生活能力并回归社会。为了突出本学科物理治疗和功能康复的特征,美国等国家采取以"物理医学与康复（physical medicine and rehabilitation）"作为学科名称,而许多国家采用比较简洁的名称即"康复医学"(包含了物理医学和康复医学的基本内涵)。1999年11月,两个主要的国际学术组织联合成为国际物理医学与康复医学学会(International Society of Physical and Rehabilitation Medicine,ISPRM),提示本学科团结发展的大趋势。我国根据原卫生部的科室分类,目前仍采用康复医学作为学科名称,其包含物理医学和康复医学的基本内涵。

(三)康复医学的服务对象

康复医学的服务对象包括残疾者、老年人、慢性病患者、疾病或损伤急性期及恢复早期的患者和亚健康人群。

1. 残疾者 2011年,《世界健康调查》指出,估计全球有超过10亿人存在某种形式的残疾,约占世界总人口的15%,即每7个人中就有1个残疾者。第二次全国残疾人抽样调查结果显示,我国各类残疾者约8502万人,约占我国人口总数的6.34%,平均每16个人中就有1名残疾人。其中,很多残疾者有康复需求。康复是改善残疾者躯体、内脏、心理和精神状态的重要手段,也是预防残疾发生、发展的重要手段。

2. 老年人 随着社会老龄化的日益加重,我国的老年人越来越多,所占人口比例也越来越高。《2021年度国家老龄事业发展公报》显示,截至2021年底,全国60周岁及以上老年人口已达26736万人,占总人口的18.9%;其中,65周岁及以上老年人口达20056万,占总人口的14.2%。老年人均有不同程度的退变(包括内脏、肌肉、骨关节等)和功能障碍,康复医学服务在防治老年性疾病、促进及维持老年人身体健康方面扮演着至关重要的角色。

3. 慢性病患者 主要是指各种内脏疾病、神经疾病和运动系统疾病患者。慢性病发病率与人口老龄化直接相关。相关报道显示,2019年我国慢性病人群在5亿~6亿。除了临床医疗外,还应进行积极的康复治疗,这样有助于改善慢性病患者的躯体和心理功能,减轻失能程度,从而提高其生活独立性。

4. 疾病或损伤急性期及恢复早期的患者 许多疾病和损伤需要早期开展康复治疗,以促进原发性功能障碍的恢复,并防治继发性功能障碍。如:骨折后在石膏固定期进行肌肉的等长收缩运动,有利于骨折的愈合,预防肌肉萎缩,减少关节功能障碍;心肌梗死患者的早期运动治疗,有助于减少并发症,维护心脏功能,这是心肌梗死患者住院时间减少到3~5天的关键措施之一。

5. 亚健康人群 亚健康具体指无临床症状和体征,或者有病症感觉而无临床检查证据,但已有潜在发病倾向,处于一种机体结构退化和生理功能减退的低质与心理失衡状态。亚健康人群是指处于亚健康状态的人。他们虽然没有明确的疾病,但却出现精神活力和适应能力的下降,如果这种状态不能得到及时的纠正,非常容易引起身心疾病。亚健康症状包括倦怠、注意力不集中、心情烦躁、失眠、消化功能不好、食欲减退、腹胀、心慌、胸闷、便秘、腹泻、感觉很疲惫,甚至有欲死的感觉,然而体格检查并无器官上的问题,主要是功能性的问题。WHO的一项全球性调查结果表明,全世界约75%的人处于亚健康状态。亚健康状态具有动态性和两重性,其结果可以是回归健康也可以是转向疾病。

康复锻炼对于许多疾病或病态有预防和治疗双重作用。合理的运动锻炼有利于提高组织对各种不良应激的适应性,预防疾病的发生。例如:积极的有氧训练有利于降低血脂、控制血压、改善情绪,从而增强体质,减少心血管疾病的发生或延缓心血管疾病的发展。

Note

以精诚为本

孙思邈是唐代著名的医学家，医术精湛，秉持"以精诚为本"的医学理念，深受人们的尊敬和爱戴。

有一次，孙思邈接诊了一位患有罕见疾病的患者，他通过仔细观察患者的症状，认真询问病史，最终确定了患者的病情。孙思邈知道治疗这种疾病非常棘手，需要用到一种非常昂贵的药物才能治愈。但是，这位患者家庭贫困，无法承担这种药物的费用。孙思邈决定自己出钱为其购买药物，并亲自为患者治疗。他每天都会去患者家中，为其进行治疗。他不仅仅用药物治疗，还对患者进行心理疏导，让其保持乐观的心态。患者的病情逐渐好转，经过一个月的治疗，终于康复。孙思邈没有收取任何费用，他只是希望患者能够健康快乐地生活。这件事情传开后，人们更加尊敬和爱戴孙思邈。

孙思邈不仅医术精湛，而且医德医风令人敬仰。他用自己的实际行动诠释了"以精诚为本"的医学理念，让人们深刻地认识到了医生的职责和使命。

（四）康复医学的主要内容

康复医学的主要内容包括康复基础学、康复功能评定、康复治疗学、康复护理、康复临床学和社区康复等。

1. 康复基础学　康复医学的基础理论，包括解剖学、运动学（运动生理、运动生化、生物力学等）、神经生理学（神经发育学、运动控制的神经学基础等）、环境改造学等。

2. 康复功能评定　包括器官和系统功能的评定（躯体功能评定、心肺功能评定、脑高级功能评定、言语和吞咽功能评定等）、个体生活自理和生存质量的评定以及患者进行工作和社会活动能力的评定。器官和系统功能的评定与临床评定关系密切，在形式上基本相同或互相交叉；而个体生活自理和生存质量的评定以及患者进行工作和社会能力的评定则是康复医学比较独特的评估内容。

（1）躯体功能评定：包括肌力评定、关节活动范围评定、体脂测定等。

（2）电生理学检查：包括肌电图、诱发电位、神经传导速度、电诊断等检查。

（3）心肺功能评定：包括心电图运动负荷试验、肺功能测试等。

（4）有氧运动能力评定：包括能量消耗、最大吸氧量、代谢当量测定等。

（5）平衡和协调能力评定：包括静态和动态平衡评定、协调功能评定等。

（6）步态分析：包括三维运动分析、力学分析、动态肌电图检查、气体代谢测定等。

（7）医学心理学评定：包括精神、心理和行为评定。

（8）脑高级功能评定：包括感知和认知功能评定等。

（9）言语和吞咽功能评定：包括言语语言障碍评定、吞咽障碍评定。

（10）日常生活活动（activity of daily living，ADL）能力评定：包括Barthel指数评定、功能独立性量表（FIM）评定等。

（11）生存质量评定。

（12）就业能力评定。

3. 康复治疗学 康复治疗学的主要内容包括物理治疗、作业治疗和言语治疗，另外，康复工程、康复心理治疗、中医康复治疗也有重要价值。

（1）物理治疗（physical therapy，PT）：包括运动疗法和理疗，是康复治疗最早开展的治疗方法，也是目前应用最多的康复治疗。如各种主动和被动运动（有氧训练、肌力训练、关节活动范围训练等），电、光、声、热、磁等理疗技术。

（2）作业治疗（occupational therapy，OT）：针对患者的功能障碍从日常生活活动、手工操作劳动或文体活动中，选出一些针对性强、能复原患者减弱了的功能和技巧的作业（常常考虑患者感兴趣的因素），让患者按照指定的要求进行训练，以逐步复原其功能和技巧。OT强调患者生活独立和回归社会，在措施上特别注重患者独立生存能力的训练，是康复医学中非常活跃的领域。

（3）言语治疗（speech therapy，ST）：对听觉障碍所致言语障碍、构音器官异常及脑血管病或颅脑外伤所致失语症、口吃等患者进行治疗，以尽可能恢复其听、说、理解能力。吞咽障碍治疗近年来得到越来越高的重视，但是尚未形成独立的专科，目前暂时归类在言语治疗的范畴。

（4）康复工程（rehabilitation engineering）：运用工程学的原理和方法，恢复、代偿或重建患者功能的科学。康复工程涵盖了假肢、矫形器、助听器、导盲杖等各种辅助工具和特殊用具等的应用。

（5）康复心理治疗：通过观察、谈话、实验和心理测验（针对智力、人格、神经心理）等对患者的心理异常进行诊断后，采用精神支持疗法、暗示疗法、催眠疗法、行为疗法、松弛疗法、音乐疗法和心理咨询等，对患者进行个别或集体的心理治疗。心理治疗在各种疾病或功能障碍的康复治疗中都很重要，是涉及面最广的康复治疗措施。

（6）中医康复治疗：最常用的有推拿、按摩、针灸、拳、功、操等。中国传统的康复治疗方法已经有数千年的历史，是中国医药宝库的组成部分，有独特的疗效，也是我国康复医学赶超国际先进水平的重要切入点。

4. 康复护理 以康复的整体医疗计划为依据，围绕"最大限度恢复功能，减轻残障"的全面康复目标，通过功能训练，采用与日常生活活动密切联系的运动和作业治疗方法，帮助残疾者提高自理能力的护理过程。康复护理的特征是护理人员鼓励和指导患者自己主动进行护理相关的活动，而不是动手为患者完成活动。康复护理的内容通常包括床上体位摆放、膀胱训练、直肠训练、压疮处理等。

5. 康复临床学 综合采用各种康复治疗手段，对各类病、伤、残者的病理和病理生理异常及相应的功能障碍进行的针对性康复医疗实践，包括神经系统疾病康复、骨骼肌肉疾病康复、内脏疾病康复、恶性肿瘤康复、疼痛康复等。

6. 社区康复 在社区层次上采取综合性的康复措施，利用和依靠社区资源，使残疾人能够得到及时、合理和充分的康复服务，改善其躯体和心理功能，提高其生活质量并使其回归正常的社会生活。

（五）康复医学的服务方式

世界卫生组织（WHO）提出康复医学工作有机构康复、医疗延伸康复、社区康复三种基本服务方式。三种方式相互联系、相互促进，互为补充。

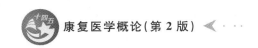

1. 机构康复（institution-based rehabilitation，IBR） IBR 是指伤病残者在康复医疗机构所进行的康复治疗。康复医疗机构包括康复中心、综合医院的康复医学科、康复门诊、专科康复医院等。

（1）优点：各类专业人员配备齐全、设备先进、专业技术水平高，能解决病、伤、残者的各种康复问题，有利于其早日回归社会，且是培养专业康复人才的基地。

（2）缺点：费用高，患者必须来院或住院方能接受康复服务。

2. 医疗延伸康复（medical extended rehabilitation，MER） MER 是指康复医疗机构内的康复专业人员，到病、伤、残者家庭或社区提供的上门康复服务（out-reaching rehabilitation service，ORS），服务的内容和数量均有一定限制。

3. 社区康复（community based rehabilitation，CBR） 在政府领导下，相关部门密切配合，社会力量广泛支持，残疾人及其亲友积极参与，采取社会化方式，使广大残疾人得到全面康复服务，实现机会均等，充分参与社会生活的目标。CBR 由 WHO 提出，是在 21 世纪实现人人享有医疗保健和康复服务目标的最好形式。社区康复的特点如下。

（1）社区组织领导。

（2）利用社区资源开展康复服务。

（3）可提供医疗、教育、职业、社会等全方位的康复服务。

（4）就地取材，使用简便易操作的康复技术。

（5）可充分发挥患者本人、家庭和组织在康复中的作用。

（六）康复医学的特点

1. 功能取向 康复医学是一个跨器官、系统和跨年龄、性别的学科，它不以疾病为中心，不以器官为目标，而以功能为基础和中心，面向各种功能障碍的患者，帮助其改善功能（涵盖日常生活、心理、认知、社会生活等方面），从而提高其生活质量。因此，康复医学又称"功能医学"，康复医师也被称为"功能医师""提高生活质量的医师"。从功能取向性出发，康复治疗着眼于功能治疗。这种功能治疗主要是大量使用非手术和非药物的功能评估、功能训练、功能补偿、功能增强、功能代替、功能适应等康复手段和方法，如运动治疗、作业治疗、言语治疗、使用假肢和矫形器、心理及行为治疗等。

2. 跨科干预 康复治疗的各种干预由有关康复的学科进行跨科性合作，协同完成。各学科不仅要发挥本学科的技术专长，而且在完成同一任务时，必须围绕一个共同目标——患者功能最大限度地恢复，而相互配合、沟通、协调地完成本学科应尽的职责。患者功能康复的全过程，从功能评估、康复目标的拟定、康复训练、再评估、修订方案到最后总结，都由这一协作组负责。由康复医师主持，定期开会，对患者进行功能评估和拟定康复治疗计划，必要时请外科、神经科、中医科等相关学科医生参加。

3. 社会性强 人是在社会中生活的，功能障碍和失能使人暂时离开社会生活的主流轨迹。康复最重要的目的是使失能者通过功能改善和（或）环境条件改善而能重返社会、融入社会，成为社会上有用的成员，重新参与社会生活，履行社会职责。有能力参与社会生活是人类健康的重要标志之一。参加社会生活和履行社会职责须具备六个方面的基本能力：①意识清楚，有辨人、辨时、辨向的能力；②个人生活能自理；③可以行动（步行或乘坐交通工具或利用轮椅）；④可进行家务劳动或消遣性活动；⑤可进行社交活动；⑥有就业能力，以求经济上能自给。康复医学工作有助于患者恢复以上能力。康复专业人员通过实施科学的功能锻炼方案,结合全面的康复护理与指导,使患者重燃生活热情,并顺利重返工作岗位,积极参与社会活动。

第二节　康复医学的发展简史

一、国外康复医学的形成与发展

（一）史前期（1910 年以前）

古希腊的一些名医,如希波克拉底、阿斯克勒庇俄斯、盖伦等,都曾将运动、电、光、海水应用于治疗中。文献记载了他们曾用体操、按摩、浴疗、散步、旅行、工作疗法、阅读疗法、文娱疗法等治疗躯体疾病和精神疾病,促进患者身心功能的恢复。16 世纪时,法国著名外科医师安布鲁瓦兹·帕雷提倡用动静结合方法治疗骨折,在骨折恢复期用运动疗法来促进功能恢复。

18 世纪时,欧洲的康复疗法有了新发展,Joseph-Clément Tissot 提倡内科医疗体操（作用于全身,改善体质,促进健康）和外科医疗体操（根据解剖学知识拟定的矫正体操）;他还提倡作业疗法,使用有目的的手工劳动、文娱活动,以及适应性体育（对残疾人和慢性病者）进行治疗。同时,欧美开始了对盲聋儿童进行特殊教育和职业训练。在北美,于 18 世纪末和 19 世纪,本杰明·拉什组织医院的住院患者进行劳动治疗、文娱治疗和运动治疗,以便使患者的身体和精神都受到良好的治疗性影响。

（二）形成期（1910—1945 年）

1910 年开始,"rehabilitation"一词正式应用于失能者身上,特别是在第一次世界大战后,随着大量伤病员进行康复治疗,"康复"这一名词逐渐被公开并广泛采用。1917 年,美国陆军军医总监部下设了身体重建部与康复部,这是最早的康复机构,对受伤的军人进行康复治疗;同年,在纽约成立美国作业治疗协会。1919 年,加拿大在安大略省的汉密尔顿山顶疗养院用作业疗法治疗伤员。第一次世界大战期间,英国著名骨科专家 Robert Jones 在 Shepherd Bush 开设康复车间,对伤员进行职业训练,以便战后能回到工厂工作。1920 年,美国政府为失能者制定了法律,保障为身体失能者发放辅助支具,安排就业;1941 年,设立了有关失能者康复的各省委员会;1944 年,制定了失能者雇用的相关法律。随着第一次世界大战后出现的创伤、截肢、脊髓和周围神经损伤，以及 19 世纪 20—30 年代期间脊髓灰质炎的流行，在康复评定方面，出现了徒手肌力评定等方法；在康复治疗方面，出现了增加肌力训练等运动疗法、替代肢体功能的假肢和矫正肢体功能的矫形器等康复辅助器具（简称辅具），电诊断、超声治疗、言语治疗、文娱治疗等方法也应用到了康复治疗中。在第二次世界大战时期，物理疗法、体育疗法和作业疗法被广泛应用于伤员的功能恢复中，有力地推动了康复医学的发展。1931 年，英国皇家医学会中电疗分会等合并成为物理医学专业。1936 年，美国明尼苏达大学医学院 F. H. Knisen 创立毕业后物理医学专业教育制。1942 年，在美国纽约召开的美国康复会年会给康复下了第一个著名的定义：康复就是使残疾者最大限度地恢复其身体的、精神的、社会的、职业的和经济的能力。康复医学在这一时期基本形成。

（三）确立期（1946—1970 年）

第二次世界大战后，美国腊斯克等大力提倡康复医学，提出了康复医学的理论、基本原理和方法，使康复医学发展成为一门独立学科。美、英都把战时取得的康复经验运用到和平时期，建立了许多康复中心。康复的热潮逐渐席卷西欧和北欧。1947 年，美国成立了美国物理医学与康复医学委员会，并设立专科医师制。1950 年，国际物理医学学会成立，1972 年更名为国际物理医学与康复联合会（International Federation of Physical Medicine and Rehabilitation，IFPMR）。1922 年建立的国际跛足儿童会于 1969 年更名为康复国际（Rehabilitation International，RI），进一步确定了康复概念，加强了康复医学领域内的国际性协作和交流。1969 年，WHO 召开了康复医学专家会议，发表了关于康复医学的专家报告。同年，Sykney Licht 发起成立了国际康复医学会（International Rehabilitation Medicine Association，IRMA），并于 1970 年在意大利召开了第一次大会。至此，康复医学已趋向成熟，并得到了世界人民和医学界的公认。

（四）发展期（1970 年以后）

欧美及日本大量设立康复机构，健全康复立法。美国于 1973 年将《职业康复法》改成《康复法》，将康复对象扩大到难以恢复职业的重病者及老年人。1976 年，为唤起社会对残疾人的关注，联合国大会宣布 1981 年为"国际残疾人年"，并确定了"全面参与和平等"的主题。1982 年 12 月，第 37 届联合国大会通过了《关于残疾人的世界行动纲领》，宣布 1983—1992 年为"联合国残疾人十年"，同时呼吁世界各国及国际组织积极开展活动，增进人们对残疾人的理解和尊重，改善残疾人的生活状况，使他们享有参与社会的平等机会。1992 年 10 月，第 47 届联合国大会举行了自联合国成立以来首次关于残疾人问题的特别会议，大会通过决议，将每年的 12 月 3 日定为"国际残疾人日"。1999 年 11 月，IFPMR 与 IRMA 合并组成国际物理医学与康复医学学会。

随着计算机技术、工程技术和行为医学向康复医学渗透与融合，康复医学的新领域如信息康复学、康复工程学、心理-社会康复学也正在兴起和发展。此外，由于现代神经生理学、行为医学、生物医学工程学的进步，用于功能评估和康复的新仪器、新方法不断涌现，使康复医学的发展获得了新的动力。

二、我国康复医学的形成与发展

我国康复医学发展大致经历了五个阶段，即萌芽期、形成期、试点推广期、全面发展期和快速发展期。

(一)萌芽期(古代)

《黄帝内经·素问》在论述瘫痪、麻木、肌肉挛缩等病症的治疗时,记载应用的针灸、导引(包括太极拳、八段锦、易筋经等)、按摩、熨(热疗)等治疗方法就是康复医学中功能康复的内容。如"其病多痿厥寒热,其治宜导引按跷"(异法方宜论篇),"病生于筋,治之以熨引"(血气形志篇),"形数惊恐、经络不通,病生于不仁,治之以按摩醪药"(血气形志篇)。

在汉代,医者广泛地应用针灸和导引治疗疾病。马王堆汉墓出土帛书《医经方》对髋关节运动障碍和膝关节强直采用针灸治疗。《阴阳十一脉灸经》指出:髀不可以运,腘如结,腨如裂,此为踝厥,是巨阳之脉主治。帛书《导引图》绘有医疗体操多种,并注明各种体操的名称及其主治的疾病。

隋朝(581—618年)、唐朝(618—907年)对一些慢性病、老年病的康复治疗颇为重视。《诸病源候论》记述了80多种导引法,这些疗法被广泛用于治疗偏枯(半身不遂)、麻木、风湿痹痛、眩晕、消渴(糖尿病)等疾病。文献上还记载了我国古代名医应用康复疗法对患者进行身心康复和保健的理论或事例。如张仲景用吐纳(气功)、华佗用五禽戏(运动)、张子和用观看角抵(摔跤)和戏剧表演(文娱疗法)等治疗身心功能障碍;文学家欧阳修遵从医嘱通过弹琴练习,治疗两手中指拘挛和情绪障碍。此外,我国古代的医生还根据五行相生相克的原理,提出了"以情治情"的原则,利用情绪相互制约的方法,倡用"悲胜怒""怒胜思""思胜恐""恐胜喜""喜胜忧"等心理行为疗法。

我国古代对老年病的康复尤为重视,著名医籍《外台秘要》《备急千金要方》《寿亲养老新书》《遵生八笺》等记述了多种老年病的康复疗法。

我国中医康复疗法对世界康复治疗的发展有一定影响。17世纪末,针刺术传入欧洲;18世纪末,导引术以"功夫"的名称传入西方。这些独特的康复疗法在世界上流传至今,仍受到人们的重视。

(二)形成期(1980—1989年)

我国自20世纪80年代初引进现代康复医学,卫生部多次组团访问欧洲、美国和日本等,了解国际康复医学的进展情况和立法、管理工作经验,同时,派遣访问学者实地考察,为我国开展康复医学工作做了思想和专业人才方面的准备。1982年初,卫生部批准成立河北省立医院康复中心、北京小汤山康复中心、辽宁汤岗子康复中心、广东从化康复中心4个样板性康复中心,开展康复医疗服务。1983年,国家成立中国康复医学研究会(1988年更名为中国康复医学会),并开始编写和翻译康复医学专著。1985年,卫生部发文要求有条件的医学院校开设康复医学课程;同年,"中华理疗学会"更名为"中华物理医学与康复学会"。1986年,中国残疾人福利基金会康复协会(后改名为中国残疾人康复协会)成立。1988年,民政部成立了全国民政系统康复医学研究会。1988年,中国康复研究中心在北京落成,这是我国康复医学发展史中的一个里程碑,是现代康复医学在我国起步和形成体系的重要标志。1989年,卫生部颁发的《医院分级管理草案(试行)》中规定,各级医院均有负责康复服务的任务,包括医院康复和社区康复两个方面,并且规定二、三级医院必须设立康复医学科,属一级临床科室,还具体规定了二、三级医院康复医学科的设置标准和康复专业人员的配备要求;一级综合医院能为社区提供康复服务,设立康复门诊、站或点。

(三)试点推广期(1990—2005年)

1990年,我国第七届全国人民代表大会常务委员会第十七次会议通过了《中华人民共和国残疾人保障法》；1991年，卫生部、民政部、中国残疾人联合会联合颁布了《康复医学事业"八五"规划要点》；1996年，国家颁布了《中华人民共和国老年人权益保障法》。1995年，在20余省、自治区、直辖市建立康复服务机构，尝试将康复服务与重点病种相结合，扩大康复服务范围；1997年末，已完成白内障复明手术129万例，矫治小儿麻痹后遗症30万人次，聋耳语言训练6万人。2001年，《中华人民共和国国民经济和社会发展第十个五年计划纲要》首次将康复医疗工作纳入国家的总体发展规划之中。2003年，中国医师协会康复医师分会成立。2005年，民政部、卫生部、中国残疾人联合会印发《关于开展全国残疾人社区康复示范区培育活动的通知》。

在此期间，国家有关部门颁布了一系列的法律、法规、条例等，为康复医学的发展奠定了法律基础。我国的康复医学事业在卫生部门的积极引领下，通过设立试点项目来探索并积累经验，随后采取逐步推广的策略，正式踏上了发展的征途。大型综合医院设立康复医学中心，区域医疗中心根据地方疾病谱建立社区康复中心及康复专科医院。康复机构从无到有，专业队伍由小到大，同时，社区康复稳步推进，残疾人康复意识逐步增强。这一系列的积极变化初步奠定了康复工作的基础。

（四）全面发展期（2006—2015年）

2008年4月24日，第十一届全国人民代表大会常务委员会第二次会议修订通过了《中华人民共和国残疾人保障法》，将每年5月的第三个星期日定为全国助残日。2008年5月，四川汶川大地震的康复救援使康复医学受到了广泛关注，社会和政府越来越重视康复医学。

2009年，《中共中央国务院关于深化医药卫生体制改革的意见》中首次提出"注重预防、治疗、康复三者的结合"的指导原则，将康复医学的发展列为重要任务。2010年，卫生部发布的《关于将部分医疗康复项目纳入基本医疗保障范围的通知》将"运动疗法"等9种医疗康复项目纳入基本医疗保障范围，显著提高了残疾人的医疗康复保障水平，切实降低了残疾人的医疗费用负担，减轻了残疾人家庭经济压力。2011年，卫生部提出鼓励试点城市建立三级康复医疗分级诊疗体系。2012年，卫生部发布了《"十二五"时期康复医疗工作指导意见》《康复医院基本标准（2012年版）》《常用康复治疗技术操作规范（2012年版）》等文件，进一步推进各级各类康复机构规范化建设。在国家政策引领和大力支持下，康复医学事业得到了全面发展。

（五）快速发展期（2016年至今）

2016年，人力资源社会保障部等五部门联合下发了《关于新增部分医疗康复项目纳入基本医疗保障支付范围的通知》，要求将康复综合评定等20项医疗康复项目纳入基本医疗保险支付范围，并对康复项目的限定支付范围、使用管理、费用审核等提出了详细的要求。2016年，党的十八届五中全会提出了推进健康中国建设，国家颁布了《"健康中国2030"规划纲要》《国家残疾预防行动计划（2016—2020年）》等。

2017—2019年，《关于印发康复医疗中心、护理中心基本标准和管理规范（试行）的通知》《国务院关于建立残疾儿童康复救助制度的意见》《关于建立完善老年健康服务体系的指导意见》《国家卫生健康委办公厅关于开展加速康复外科试点工作的通知》等文件，强调建立康复行业规范，关注重点人群（如儿童、老年人）的康复需求，从院内康复和社区康复入手，并以辅助器具和外科康复领域为重点。

2020年，《国家卫生健康委办公厅关于印发新冠肺炎出院患者康复方案（试行）的通知》规范了

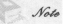

新冠肺炎的康复,推动了心肺康复的发展。2021年,《关于加快推进康复医疗工作发展的意见》要求:力争到2022年,逐步建立一支数量合理、素质优良的康复医疗专业队伍。到2025年,每10万人口康复医师达到8人、康复治疗师达到12人。《国家卫生健康委办公厅关于开展康复医疗服务试点工作的通知》提出,探索形成较完善的康复医疗服务体系、多元化康复医疗服务模式等有益做法和典型经验,充分发挥试点地区的带动示范作用,以点带面,加快推动全国康复医疗服务发展取得实效。

近年来,国家政策对康复医学的支持力度逐年增强,新政策和新举措为我国康复医学事业在新时代的跨越性发展指明了道路和方向。

第三节　康复医学在现代医学中的地位

一、健康观念的更新

健康是人类的基本权利和幸福的源泉,也是人类永恒的话题和共同的愿望。随着社会经济的快速发展和人民生活水平的不断提高,健康的概念也在不断更新,由原来单一维度、消极的健康观向着多维度、积极的整体健康观发展。这一转变加深了人们对健康的认识和理解,促进了健康事业的发展。

(一)传统健康观

受传统生物医学模式和世俗文化的影响,长期以来人们将有无疾病视为健康的标准,把健康单纯地理解为"无病、无伤、无残"。这个单一维度的健康观念导致了医生仅关注疾病的治疗,而忽略了疾病的预防,是一种消极的健康观。同时,也忽略了生理、病理、心理和社会因素的相互作用对健康和疾病的影响。现代医学对健康提出了更高的要求,促使其向着多维度的、积极的、整体的健康模式发展。

(二)现代健康观

1. 三维健康概念　1948年,世界卫生组织首次提出了著名的三维健康概念:健康乃是一种躯体上、心理上和社会上的完满状态,而不仅是没有疾病或虚弱。这个概念从三维角度衡量健康的水平,是生物-心理-社会医学模式在健康概念中的具体体现,促进了健康运动的迅速发展。从康复医学的角度来看,病、伤、残者的心理状态对整个康复治疗过程能否顺利进行起着至关重要的作用。

2. 四维健康概念　1989年,世界卫生组织进一步定义了四维健康概念:"健康应是身体、心理、社会适应、道德品质的良好状态"。新的健康概念告诉人们只有在躯体的、心理的、社会的、道德的各层面之间保持相对平衡和良好状态,才能称得上健康,这是一个整体的、积极向上的健康观。1990年,世界卫生组织将道德品质修改为道德完善。这说明,健康不仅涉及人的体能方面,也涉及人的精神方面。

3. 七维健康概念　随着人类社会和经济的发展,环境问题对健康和疾病的影响日益突出,因此,许多学者认为健康还应包括环境维度。目前,健康已由原来的单一维度发展到了今天的七个维度。七维健康由著名健康心理学专家哈恩于1998年提出,包括以下内容。

（1）健康的生理维度：人的生理功能和结构，以及对疾病和损伤的反应，是人们从事活动的基础。就生理方面而言，其具体内容包括体重、感知能力、强壮程度、生理协调程度、耐久水平及对疾病和损伤的敏感性、恢复正常的速度等。

（2）健康的情绪维度：人们的情感和心境健康。良好的情绪是保持健康的重要条件，情绪不仅影响人们的生理健康，同时也影响人们的心理健康。具体而言，情绪维度的基本内容包括情绪的强度、情绪的速度、情绪的平衡程度、人对情绪的调节程度。情绪在心理健康中起着核心作用，情绪健康是心理健康的一个重要指标，情绪异常（如焦虑、抑郁等）往往是心理疾病的先兆。情绪对躯体健康和疾病也具有重要的作用，良好的情绪可降低应激相关疾病（如溃疡病、血管性头痛、哮喘等）的发生率，且有利于疾病的康复。长期应激和负面情绪可抑制免疫功能，增加患各种疾病的风险。

（3）健康的智力维度：正常的智力是健康的一个重要标准，也是保持健康的条件。健康智力的内容主要包括获取和操作信息的能力、辨别事件价值的能力、做出决定的能力，特别是面对健康方面的问题，基于信念或观念解决问题的能力等。智力健康和情绪健康均为心理健康的组成成分，两者不同，但可相互影响。情绪可损害个体的思维能力，而混乱的思维会增加处理情绪问题的困难。

（4）健康的精神维度：人们的宗教信仰和实践、对待生命的态度、与有生命物体的关系以及关于人的行为的本质的思考等。精神健康在个体的健康中居核心地位，其标准因人们的宗教信仰、文化背景和种族不同而不尽相同。精神可促使情感发展，而个体的健康水平又可影响人们的精神。

（5）健康的社会维度：人们的人际能力和人际敏感性。它一方面是指自己洞察他人的人际信息的能力，如他人的表情、细微的行为变化等；另一方面，是自己在人际环境中表现出恰当的人际行为的能力。社会维度的主要内容有人际敏感、人际表现、合作、助人、同情、理解等。人们生活在社会中，扮演着不同的角色，每个角色都有责任和风险，故社交技能和人际关系对人们的心理发展起着关键的作用。满足人们对爱、亲密和友谊的需要是社会健康的一个重要因素，这些需要被剥夺将会损害个体的健康。

（6）健康的职业维度：职业是人的需要，它不仅给人带来财富，也给人带来价值观和社会地位。健康的职业维度包括职业的稳定性、职业的压力、职业的紧张程度、职业的收入、职业中的人际关系、职业环境等。

（7）健康的环境维度：环境包括内环境和外环境，内环境指个体的生理和心理环境，而外环境指自然环境和社会环境。环境健康主要探讨外环境对健康和疾病的影响。

①自然环境：自然灾害（如地震、洪水、龙卷风、泥石流、火灾等）、化学因素（如空气、水源、食品、土壤污染等）、物理因素（如重金属、放射、噪声污染等）和生物因素等对环境的影响严重威胁着人类的健康和生存，减少自然灾害和环境污染对健康和生存的危害是当前社会发展所面临的一个重要课题。

②社会环境：如工业化、城市人口剧增、居住拥挤、交通事故、社会动乱、移民、战争等一系列问题均可能危害人类的身心健康，故减少社会环境中这些有害因素有利于人类的健康。

健康的七个维度整合构成个体的整体健康，这些维度相互作用、相互影响，共同推动个体健康水平的发展。

二、疾病谱的变迁

疾病谱的变迁，与医学技术进步、人口年龄结构变化、自然灾害等密切相关。

首先,随着社会的发展及医学技术的进步,多数威胁人类健康的急、慢性传染病已经被人类控制,曾经肆虐全球的天花病毒已经在全球范围内被消灭。现阶段,威胁人们生命的主要是心脑血管疾病、恶性肿瘤、糖尿病、退行性疾病等慢性病。除了面临急性死亡风险外,众多慢性病患者往往需面对不同程度的功能障碍。这些患者的生存时间可能相当长,但生活质量却因功能障碍受到显著影响。为了有效提升这些患者的生活质量,康复医学的及时介入显得尤为重要和必要。

其次,随着生活及医疗水平的提高,人类的寿命不断延长,许多国家已进入老龄化社会。这一趋势使老年康复问题日益突出。老年人不仅易患有多种老年病和慢性病,而且恢复期长,往往留下不同程度的功能障碍,迫切需要进行康复。

最后,自然灾害(地震、海啸)和人为灾害(战争、交通事故、意外伤害和刺激性运动)是康复医学发展的重大促进因素。灾难救助催生了康复需求,促进了康复医学的发展进步。灾难救助中早期实施康复介入可有效避免或减少残疾的发生。第一次世界大战促进了现代康复医学的萌芽;第二次世界大战的战伤和小儿麻痹症的流行导致大量幸存者出现后遗症。这一严峻形势促进了现代康复医学体系的形成。2008 年,四川汶川大地震后,卫生部、民政部和残疾人联合会等部门联合,通过早期介入康复医疗,使得 37 万受伤者中只有 7000 余人因灾致残,远远好于最初预计的致残人数(数万人),这一积极的成果激发了政府和公众对康复医疗的重视,大大加深了社会各界对我国康复医学事业重要性的广泛共识。

三、 医学模式的演变

医学模式(medical model)的核心是医学观,是在医学实践的基础上产生的,是对医学本质的概括。它随着医学科学的发展与人类健康需求的不断变化而演变,对人们观察、思考和解决问题起着指导作用。医学模式是人类在与疾病抗争和认识自身生命过程的实践中得出的对健康观和疾病观等重要医学观念的本质概括。从医学的产生到现在,医学模式经历了以下演变。

(一)神灵主义医学模式

神灵主义医学模式认为人的生命与健康是上帝神灵所赐,疾病和灾祸是天谴神罚。该模式起源于原始社会。由于当时生产力水平极为低下,人们相信"万物有灵",将疾病看作是神灵的惩罚或恶魔作祟所致。人们治疗疾病主要依赖求神问卜,或者通过驱鬼避邪祈求免除疾病。

(二)自然哲学医学模式

自然哲学医学模式是指把健康、疾病与人类生活的自然环境、社会环境联系起来观察和思考的朴素、辩证、整体的医学观念。于公元前 3000 年左右出现,随着生产力的发展,人们开始认识到人体的物质基础和疾病的客观属性。以中国古代中医提出的"天人合一"的思想以及古希腊希波克拉底等人提出的"体液学说"为代表。

(三)机械论医学模式

机械论医学模式是以机械论的观点和方法来观察和解决疾病的医学模式。它突破了思辨哲学和宗教神学的影响,把实验方法引进医学领域,把医学引向实验医学时代,促进了生物医学学科和外科学的发展,促进了医学进步。机械论医学模式可以看成是生物医学模式的初级阶段。

（四）生物医学模式

生物医学模式是指从生物学角度认识健康和疾病，反映病因、宿主和自然环境三者内在联系的医学观和方法论。人们对生命、健康与疾病有了新的认识，即健康就要维持宿主、环境和病原体三者之间的动态平衡，平衡破坏就会生病。这便是以传染病为主导的疾病谱背景下著名的"流行病学三角模式"，但它忽略了人的社会性和复杂的心理活动及主体意识。

（五）生物-心理-社会医学模式

生物-心理-社会医学模式是指从生物、心理、社会等方面来观察、分析、思考以及处理健康与疾病相关问题的医学观与方法论。20世纪70年代，美国精神病学专家恩格尔提出生物-心理-社会的新医学模式。这种医学模式强调人的整体性，无论是致病、治病，还是预防及康复，都把人视为一个整体。医务人员对患者的诊疗，既要考虑患者的躯体情况，还要考虑患者的个性心理特征、社会环境等方面；既要重视局部病灶的病因、病理，更要注意患者的整体情况。该模式强调心理、社会因素在疾病发生、发展、转归中的重要作用。康复医学的基本原则、工作方法及内容和专业队伍均顺应了这种新医学模式的要求。

四、康复医学与其他医学之间的关系

WHO将康复医学、临床医学、预防医学和保健医学统称为"四大医学"，是现代化医院的四大基本功能。它们之间的关系不是以时间划分的阶段关系，而是相互结合、相互渗透、相辅相成的关系。

（一）康复医学与预防医学

预防医学注重疾病预防，而康复医学在康复预防方面与预防医学的内涵一致。

1. 康复医学的一级预防　通过积极的措施（如健身锻炼等合理的生活习惯），防止各种疾病的发生，从而减少功能障碍的可能性。

2. 康复医学的二级预防　许多疾病在发病后，需要积极的康复介入，以预防继发性功能障碍或失能的发生。

3. 康复医学的三级预防　已经发生功能障碍后，可以通过积极的康复锻炼，防止功能障碍的加重或恶化。

（二）康复医学与临床医学

在康复治疗的过程中常常需要同时进行临床治疗，而在临床治疗的过程中也需要康复治疗的积极介入。例如：脑卒中、脑外伤、脊髓损伤、心肺疾病等患者都需要早期活动和功能锻炼，以缩短住院时间，提高功能恢复的程度。综合医院康复医学科的生命力就在于其积极渗透到临床各科疾病的早期治疗中，使康复成为医院工作的基本组成部分。康复医学与临床医学之间的关系见表1-1。

表1-1　康复医学与临床医学的关系

项　　目	康　复　医　学	临　床　医　学
核心理念	以人体功能障碍为中心	以人体疾病为中心
医学模式	强调生物-心理-社会医学模式	强调生物医学模式

续表

项　　目	康 复 医 学	临 床 医 学
工作对象	各类功能障碍者和失能者	各类患者
临床评估	躯体、心理、生活、社会功能	疾病诊断和系统功能
治疗目的	强调通过改善、代偿、替代的途径提高患者功能，提高患者生活质量，使其回归社会	强调去除病因、挽救生命，逆转病理和病理生理过程
治疗手段	以非药物治疗为主，强调患者主动参与	以药物和手术治疗为主
工作模式	团队协作模式	专业化分工模式

（三）康复医学与保健医学

保健医学是利用预防医学、临床医学、康复医学及其他学科的知识促进人们主动、积极地增进健康。预防保健是一种康复手段、治疗方法，预防保健的对象一般是健康的群体，康复治疗面对的一般是发病的个体。保健医学与康复医学一致强调通过主动锻炼提高人们对于外界环境的适应能力和对疾病的抵抗能力。预防保健与康复治疗相互渗透、相辅相成。

五、 康复医学的重要性

康复医学的发展是社会物质文明和精神文明进步的标志之一。近几十年来，康复医学得到迅猛发展并日益为社会所重视，主要原因有以下几个方面。

（一）社会和患者的迫切需求

在医学取得巨大进展的今天，一些传染病已基本上得到控制，目前人类的死因主要是慢性病。这类患者除了有急性死亡风险外，还可能有不同程度的功能障碍。康复专业人员可通过专业的治疗与康复手段，帮助患者逐步恢复功能，提升生活质量。如接受积极康复治疗的心肌梗死后存活患者的寿命明显延长，与未参加康复治疗者相比，其病死率低 36.8%。

脑卒中后存活的患者进行积极的康复治疗能够显著推进康复进程。其中，90% 的患者能够重新获得步行能力并实现生活自理，30% 的患者能恢复到足以承担一些轻度工作的状态。相反，未进行康复治疗的患者中，仅有 60% 能恢复步行和自理能力，仅有 5% 能部分地恢复工作能力。此外，从病死率的角度来看，参与康复治疗的患者群体相较于未行康复治疗者，其病死率降低了 12%。

在创伤方面，以严重创伤引起的截瘫为例，20 世纪 50 年代前截瘫后平均只能存活 2.9 年，20 世纪 50 年代后虽然延长到 5.9 年，但这些患者由于失能，不仅不能为社会做出贡献反而成为社会和家庭的负担。由于采取了积极的康复治疗，1976 年，已有 53% 的截瘫患者能重返工作和学习岗位；1980 年，能重返工作和学习岗位的患者已达到 83% 左右。许多严重失能的患者不但没有成为社会和家庭的负担，而且还能以不同的方式为社会继续做出贡献，这也是康复医学能使消极因素变为积极因素而日益受到社会重视的原因之一。对于肢体伤残，由于现代假肢技术的进展，很多患者装配了肌电手或其他各种假肢以后，绝大多数能自理生活和重新选择一种合适的职业。

恶性肿瘤患者的康复需求主要体现在三个方面。①身体方面：患者渴望尽快清除体内的肿瘤，同时也希望能及时解除疼痛、咳嗽、呼吸困难、恶心、厌食、营养不良等躯体痛苦。此外，他们还希望减轻各种治疗带来的不良反应，需要增强体质，从而为各种治疗及适应家庭和社会生活提供良好的身体条件。②心理方面：恶性肿瘤的难治性、长时间的疾病折磨以及疾病引起的社会适应性的明显降低等都使患者产生较严重的心理问题或心理障碍，患者需要得到理解、支持、鼓励和安慰，以减轻心理障碍。③社会方面：患者仍然具有社会属性，有得到家庭及社会支持、受人尊重、建立人际关系、参加社会活动、重新工作等权利和需求。这些都需要通过康复治疗来指导和解决。

（二）经济发展和生活水平提高以后的必然结果

在经济发展和生活水平提高以后，人口老龄化现象日渐突出，工伤、交通事故及文体活动的蓬勃发展使致残率明显增加。这一系列变化向康复医学提出了更迫切的需求。

1. 人口平均寿命延长，老年人中失能比例增高　人口平均寿命延长以后，老年人的比例明显增高。老年人中失能者所占比例相当高，迫切需要进行康复，这就是近年来老年康复问题越来越突出的原因之一；另一方面，老年人中心肌梗死、脑卒中和恶性肿瘤的发病率亦比年轻人高，这也使得康复医学的重要性更为突出。

2. 工业与交通日益发达，失能人口明显增加　工业与交通日益发达以后，尽管采取了各种安全防护措施，但只能降低工伤和车祸的发生率，而因工伤和车祸致残的绝对人数却因生产岗位和车辆绝对数的增多而比以往增加。这部分失能者同样需要积极的康复治疗，才能使他们残而不废。

3. 文体活动日益丰富，失能人口不断增多　随着经济的发展和人民生活水平的提高，文体活动蓬勃发展。纵观杂技、体操、跳水、赛车、拳击、摔跤等难度较高或危险性较大的文体活动，无论是在训练还是在竞赛过程中，都有受伤致残的危险。由此而造成失能的患者，同样需要康复治疗。

（三）应对重大自然灾害和战争的必要储备

在目前人类还不能完全控制自然灾害和战争根源之前，自然灾害和局部战争都是难以避免的，世界各地的自然灾害导致大量人员失能，每次局部战争都会使大量人员伤残。这些患者中，接受积极的康复治疗者比未接受者相比，康复效果和生活质量更好。因此，我们必须重视康复医学的发展。

正是由于上述原因，世界上先进国家都十分重视康复医学。

六、 康复医学的价值

康复医学主要致力于消除和减轻功能障碍，弥补和重建缺失的功能，设法改善各方面功能，即功能障碍的预防、诊断、评估、治疗、训练和处理。临床医学的药品和手术治疗虽然能够直接治疗病痛，但却无法实现功能恢复，必须依靠康复医学来弥补临床医学的不足。因此，康复医学在现代医疗体系中发挥了重要的医学价值、经济价值和社会价值。

（一）医学价值

康复医学针对的是功能障碍，康复医学诞生的土壤就是临床医学的局限性。许多患者去除病因困难，或已经形成严重功能障碍，即使去除病因，其功能障碍也不一定能自动克服。在生理功能不能恢复时，如截肢、完全性脊髓损伤等时，临床医学并无特殊有效的方法，而康复医学则大有作为，是最关键的医疗服务之一，也是对临床医疗的十分重要的扩充和延续。康复有助于帮助患者修复心理与身体的创伤,改善患者预后。减少患者疼痛、加快恢复速度、避免失能或减轻失能程度,从而改善患者生活质量,提高患者重返社会的可能性,减轻患者的心理负担。《国家康复医学专业医疗服务与质量安全报告(2019年)》显示,1403家综合医院康复医学科的日常生活活动(ADL)能力平均改善率为73.75%,表明康复医疗对患者功能恢复具备明显效用。

(二)经济价值

1. 康复医学科占用资源较少 目前,国际上医院的经济效益不再以收入的绝对值来衡量,而是强调净收入、投入/产出值、社会资源占用比例等。康复医学以低于平均水平的投入,可以获得相当于甚至高于平均水平的产出。从医院支持系统资源占用比例看,康复医学科占用的后勤和管理资源相对较少,如对库房空间、设备维修、手术设施及各类物资供应的需求相对较少;很少涉及医疗赔偿和事故纠纷。因此,康复医学科属于占用资源较少的科室之一。

2. 符合医保政策控费大趋势 康复能加快身体功能恢复、降低复发率、减少并发症,从而节约总体治疗费用。接受康复治疗后,患者的总费用明显下降,且呈逐月下降趋势。因此,康复是符合医保政策控费大趋势的治疗方式。在当前药品普遍控费的背景下,医保报销范围内的康复项目数量不降反升,从原先的9项增至29项。

3. 提高医院运营效率 康复医疗的引入,不仅提高了医院治疗水平,还通过缩短患者的住院时长提高了床位周转率,为后续的康复医疗医保支付方式的实施做好了成本管控。此外,在我国三级医疗体系的架构下,二级及以下医疗机构的资源闲置率较高。此类医疗机构可通过开展康复医疗服务提高医疗资源的利用率。

4. 减轻家庭经济负担 康复治疗不仅可以显著缩短患者的住院周期,还能减少患者对昂贵药品的依赖,同时降低疾病的复发风险,从而使医疗费用总体下降。2017年发表的一项研究显示,心脏康复可缩短患者住院时间,从而减少住院费用。对于危重患者而言,早期介入康复治疗不仅能够减少压疮、降低死亡率及谵妄的发生率,还能有效缩短患者依赖机械通气的时间以及在ICU的住院时间,从而降低住院费用。

(三)社会价值

康复医学的价值深远,它不仅关乎生理机能的恢复,更在于对人权的高度尊重。康复医疗是社区卫生服务的基本组成部分,康复服务致力于改善残疾人的心理状态,激发他们参与社会活动的积极性,助力他们逐步回归并享受正常社会生活,这是对人权理念最生动的诠释。

此外,康复医学还带来了显著的社会经济效益。通过帮助病、伤、残者重返工作岗位,不仅促进了个人价值的实现,还减少了社会对残疾补助、失业保障等福利支出。同时,改善这些群体的预后状况,能减少医保基金的使用,减轻社会保障体系的负担。

第四节 康复治疗的地位和作用

康复治疗是指促使疾病、损伤、发育缺陷等因素造成的身心功能障碍或失能恢复正常或接近正常的治疗方法。它是康复医学的重要组成部分。康复治疗可以最大限度地帮助患者改善身体上、心理上的功能障碍或失能，最大限度促进患者发挥潜能，使患者尽可能重获独立生活能力和工作技能，提高生活自理能力，重返家庭和社会。

一、 康复治疗的疾病范畴

长期以来，神经系统疾病和骨关节肌肉疾病是康复治疗最常见和最重要的适应证，但随着心血管疾病康复、呼吸系统疾病康复、儿科疾病康复、肿瘤康复和慢性疼痛康复的逐步开展，康复治疗的适应证愈来愈多。目前，康复治疗的疾病范畴见表 1-2。

表 1-2　康复治疗的疾病范畴

种　　类	疾病或情形
神经系统疾病	脑血管病（偏瘫及其他失能）
	颅脑损伤
	小儿脑瘫
	脊髓损伤（截瘫、四肢瘫及其他失能）
	周围神经损伤
	帕金森病
	阿尔茨海默病
骨关节肌肉疾病和伤残	骨折后及骨关节其他手术后
	截肢后
	颈肩腰腿痛
	关节炎、关节置换术后
	运动损伤、手外伤
	骨质疏松症
	脊柱畸形
	进行性肌萎缩
心血管及呼吸系统疾病	高血压
	冠心病（急性心肌梗死后、冠状动脉搭桥术后）
	周围血管疾病
	慢性阻塞性肺疾病
感官及智力障碍	儿童听力及语言障碍
	白内障
	弱智、精神发育迟滞
	儿童孤独症（自闭症）
精神病	精神分裂症
	神经症
其他	烧伤
	肿瘤
	慢性疼痛

二、 康复治疗的训练策略

在康复治疗目标中,患者既能独立地完成必需的功能活动,同时又能适应环境。康复治疗常采用以下训练策略。

(一)预防和矫正继发性功能障碍

(1)对瘫痪肢体做被动的关节活动以预防关节挛缩。

(2)进行伸展性体操练习以对抗痉挛性肢体肌肉的挛缩。

(3)对皮肤失去知觉的骨性突起部位,定期除去重力压迫(如改变体位),以预防压疮。

(4)对留置导尿管的患者进行细致的膀胱护理,以预防膀胱结石形成、输尿管反流和(或)肾盂肾炎。

(二)加强健康器官的补偿功能

增强未受病变影响的器官和系统的功能,充分发挥其补偿作用。

(1)指导偏瘫患者采用渐进性抗阻练习以增强健侧肢体的肌力;训练截瘫患者的上肢,以便在转移身体时能起代偿作用。

(2)指导严重失聪(耳聋)的患者通过唇读(即用眼观察说话者的口形变化以推知说话内容)进行语言交流。

(三)用代偿补偿方法提高罹患系统的功能

(1)用助听器部分地补偿听力丧失。

(2)指导急性心肌梗死恢复期患者进行治疗性运动锻炼以增强心脏功能。

(3)针对力量减退的肌肉进行渐进性的抗阻运动训练以提高其肌力。

(四)用适应性器械装置增强功能

(1)喉切除术后用电子喉以发声。

(2)使用手杖、腋杖和(或)矫形支具帮助步行。

(3)训练不能步行者使用轮椅。

(4)给截肢者佩戴假肢,使下肢截肢者能步行、上肢截肢者能做上肢功能活动。

(五)调整生活和职业环境以利于残余功能的发挥和适应失能情况

(1)不能上下楼者移居到底层房子。

(2)对使用轮椅者加宽浴室过道,以利于轮椅通行。

(3)对站立及步行能力减退者,建议转换至以坐位为主要工作姿态的职业岗位。

(4)训练家庭成员帮助患者培养和巩固适宜行为,避免强化病态行为。

(六)应用心理治疗方法改进患者的行为表现及提高学习效果

(1)对记忆力差的患者采用重复训练和口头教导的方法,帮助其掌握新的活动技巧。

(2)对有言语沟通障碍者,用示范和手势教导新技巧。

(3)对有精神紧张的患者,用松弛疗法或结合游戏、轻松的社交活动进行新技巧的学习。

(4)对失能性质和程度相同的患者,采用小组集体治疗方法,促进心理-社会能力的恢复。

三、 康复治疗的共性原则

（一）因人而异

因人而异的原则即根据各个患者功能障碍的特点、疾病情况、康复需求等制订康复治疗目标和方案，并根据治疗进度和功能及时调整方案。

1. 病情和目标差异　病情严重者康复治疗的强度要低，康复治疗中监护要加强，可以采用间断性治疗；而病情较轻者治疗强度可以较大，可以采用一般监护，或采用家庭治疗。患者如果需要达到较高程度的功能恢复（参加较剧烈运动、恢复工作等），需要较大的强度和总量的康复治疗；而只期待恢复家庭活动者，可以采用较小强度运动，以及娱乐和放松性运动。

2. 年龄和性别差异　儿童和老年人的康复治疗强度一般较小，治疗时间一般较短。女性训练时要考虑月经周期的影响。

3. 兴趣和文化差异　个人兴趣是确定康复治疗方式时需重要考虑的因素。治疗的合理方式应该是引起患者兴趣的方式。

4. 经济和环境差异　经济条件是选择器械和监护类型时需考虑的重要因素，而选择具体康复方法、强度、节奏时需充分考虑康复治疗实施的环境条件。

（二）循序渐进

康复治疗的难易程度、强度和总量都应该逐步增加，避免突然改变，以保证身体能够逐步适应运动负荷或相关治疗。

1. 积累训练效应　治疗应是一个从量变到质变的过程，康复治疗的应激适应性要逐步建立，效应表达需要逐步积累，因此，在短期内不一定能见到生理适应性改变，因而不能过快地增加治疗负荷。

2. 学习治疗方法　康复治疗的方法具有一定的技术要求，神经肌肉功能重建也是系统再学习的过程，因此，康复治疗的强度应该由小到大，运动时间由短到长，动作复杂性由易到难，休息次数和时间由多到少、由长到短，治疗的重复次数由少到多，动作组合由简到繁，以逐步产生心理和生理性适应，避免额外负荷。

3. 确保安全　循序渐进是确保安全重要的措施之一。突然变化的康复治疗或运动负荷易导致身体的过分应激，从而威胁患者的生理功能。

（三）持之以恒

以功能锻炼为核心的康复治疗需要持续一定的时间才能获得显著效应，停止治疗后治疗效应将逐步消退。因此许多康复治疗需要长期持续，甚至维持终生。

1. 治疗效应的维持与消退　1 次足够强度的运动训练的效应可能维持 2～3 日，运动训练的效应明确显现一般需要 2 周训练的积累，而运动治疗所积累的效应在停止训练后将逐渐消退。维持训练效应的唯一方式就是持续进行运动训练。

2. 行为模式价值　康复治疗是改变个人不良行为的重要方式。因此，保持良好的运动锻炼习惯是改变行为模式的重要基础。例如，规律运动对戒烟的价值已经得到研究证实。

3. 康复预防价值　康复治疗是预防疾病的基本途径之一。例如，有氧训练不仅用于冠心病的

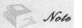

治疗,而且有助于预防冠心病再度发作。

(四)主动参与

运动时患者的主观能动性或主动参与是运动疗法获得疗效的关键。

1. 运动中枢调控 大脑运动皮质在长期康复训练后,会发生功能性重塑或神经联络增强。例如,长期进行特定的动作可以促进运动条件反射的形成,从而提高运动控制的效率,相对降低定量运动的消耗。

2. 神经元募集 由于运动单元的募集是中枢神经功能的表现,患者的主动参与是保证运动单元募集的前提。

3. 心理参与 主动参与本身是心理状态的反映,也是改善心理功能的主动措施。

(五)全面锻炼

人体的功能障碍是多器官、多组织、多系统功能障碍的综合,康复的目标应覆盖心理、职业、教育、娱乐等多方面,最终达到重返社会的目的。由于康复治疗的特性,不可能用一种方式涵盖所有的锻炼目标,所以需要强调全面锻炼的原则。

1. 功能障碍的多维性 功能障碍多数是综合性、联合性的。例如,心力衰竭患者不仅心功能减退,还有肌肉、骨关节和心理等方面的异常。康复训练的方法和目标不仅要考虑心功能,也要兼顾其他系统功能。

2. 功能恢复的多渠道 康复治疗的基本途径包括改善、代偿、替代等。

3. 锻炼手段的多样性 康复治疗有多种方式,将这些方式在训练过程中进行综合性的应用,不仅能够提升训练的效果,还能有效激发参与者的训练兴趣。

四、 康复治疗师的地位和作用

康复治疗师是指在预防、医疗、保健机构中,利用各种非药物、非手术的评估与治疗手段,从事人体缺失功能评估和康复干预的专业技术人员。康复治疗师是实施康复医疗服务的主要技术载体,是构成我国康复医学专业队伍的主要力量。在很大程度上,一个国家康复医学水平的高低取决于康复治疗师的学历层次、专业技能和综合素质。

(一)康复治疗计划和训练措施的实施者

康复治疗师根据康复治疗计划,运用物理治疗、作业治疗、言语治疗等手段或方法,对患者进行康复治疗,实施康复训练,从而预防伤、病、残发生,使患者顺利康复或病而不残、残而不障、障而不废。

(二)康复团队的沟通者和协调者

康复医学采用团队协作的工作模式,这种模式汇聚了多学科和多专业人员。团队成员各司其职,并协调配合,共同致力于患者的综合全面康复。康复治疗师是康复团队中不可或缺的一员。康复治疗师与患者接触时间较长,与患者从素不相识到配合默契,双方彼此尊重、信任。通过长时间的相处与交流,康复治疗师不仅深入了解患者的病情,还能够在多个层面上与患者进行沟通,既提供专业的医疗指导,又如同师长般传授康复知识,更在情感上给予患者朋友般的支持与陪伴。康复治疗师能够与患者、其他团队成员及临床科室相关人员进行沟通,以便全面了解患者病情,熟悉治疗方

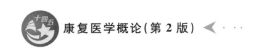

案；还能把患者的病情变化及时反馈给团队各成员，合理地调整康复治疗计划，并对患者出现的新情况做出准确应对，保证患者治疗的安全和有效。

（三）康复知识的宣教者

康复治疗师有责任和义务做好康复知识的宣教工作，帮助和指导患者进行自我康复训练，并对其家属或相关人员进行康复指导培训，为他们提供相关的康复、健康资料，对患者及家属关心的问题给予科学合理的解释，帮助患者树立康复的信心。

综上所述，康复治疗师在康复医疗服务中具有不可替代的地位和作用。可以说没有康复治疗师，就没有康复治疗；没有康复治疗，患者就无法尽快地、最大限度地恢复功能。

 思政课堂

组织学生围绕"康复治疗师岗位职责及其在康复医疗中的重要性""优秀的康复治疗师应具备的能力"进行讨论，可采用辩论赛等形式，帮助学生树立正确的专业思想，增强学生爱岗敬业的使命感。

本章小结

1. 康复是应用各种措施消除或减轻病、伤、残者的功能障碍，使他们重返社会。康复应该渗透到整个医疗系统的医疗计划中，使患者尽早康复、全面康复的观念深入所有医护人员心中并付诸行动，进而使患者、社会受益。

2. 康复医学是具有独立的理论基础、功能测评方法、治疗技能和规范的医学应用学科。康复医学与预防医学、临床医学和保健医学被 WHO 统称为"四大医学"。任何一个临床医学学科都需要康复医务人员跟进辅助。如果能在早期接受康复训练，一些疾病的后遗症是可以避免的或可以减轻的，很多患者的功能恢复效果会更好。

3. 康复治疗是康复医学的重要组成部分，可以最大限度地帮助患者改善身体、心理的功能障碍或失能，最大限度促进患者发挥潜能，使患者尽可能重获独立生活能力和工作技能，提高生活自理能力，重返家庭和社会。

（张绍岚）

线上评测

扫码在线答题

讨论题

1. 简述康复与康复医学的定义和内涵。
2. 简述康复医学的服务对象。
3. 简述康复治疗的共性原则。
4. 简述康复治疗师的地位和作用。

讨论题
解析

残疾学基础

学习目标

▲ **知识目标**

1. 掌握残疾、残疾人与残疾学的定义,国际和中国残疾分类。

2. 熟悉残疾的流行病学特征、ICF 特征。

3. 了解残疾的三级预防、疾病的三级预防和残疾人社会保障。

▲ **能力目标**

1. 能够依据我国残疾分类标准进行残疾的分类和分级,运用判断性思维分析和处理康复对象的残疾问题。

2. 能够应用 ICF 的观点处理康复临床诊疗问题,能与患者及家属进行良性沟通,开展健康教育;能与相关医务人员进行专业交流与团结协作。

▲ **课程思政目标**

1. 培养学生坚定的理想信念、深厚的爱国情感和中华民族自豪感。

2. 培养学生爱岗敬业、乐于奉献的职业精神,激发学生学习专业课程的热情。

 案 例 导 入

案例解析

　　湖南湘潭 6 岁小女孩安琪,2020 年因跳舞意外导致瘫痪,被诊断为脊髓损伤。医生建议安琪的爸爸妈妈做好充足的心理准备,认为安琪"可能终生都要坐轮椅"。功夫不负有心人,在进行康复训练的一个多月后,安琪奇迹般地站了起来。医生都惊叹:"这么短的时间能恢复到这个程度相当罕见!"自那以后,从站起来,到迈出第一步、第二步、第三步,再到跑起来,安琪用了两年的时间。小安琪不仅能够跑起来,甚至能够骑自行车了!

　　请思考:

　　什么是残疾? 安琪是残疾人吗?

　　残疾是自人类诞生而伴随存在的,目前已成为全球普遍存在和关心的社会问题。国际社会在残疾人权益保障方面付出了巨大努力。联合国大会通过了一系列保障残疾人权益的文件和决议。我国也根据国情制定了相应的法律法规,以保障残疾人平等地享有各项权利和义务。残疾是康复医学产生的基石和发展的推动力。同时,以功能为核心的康复医学将预防、减轻或消除残疾,促使残疾人回归社会作为其根本目的。因此残疾与康复有着密切的联系。全面认识和了解残疾有助于深刻理解康复医学内涵和任务。

本章着重阐述残疾的基本概念、致残原因、残疾分类、残疾预防以及残疾人社会保障。

第一节　残　疾　概　述

一、 基本概念

(一)残疾

1. 残疾的定义 　残疾(disability)是指由于各种躯体、身心、精神疾病或损伤以及先天性异常所致的人体解剖结构、生理功能的异常和(或)丧失,造成机体长期、持续或永久性的身心功能障碍的状态,并且这种功能障碍不同程度地影响身体活动、日常生活、工作、学习和社会交往活动能力。《残疾人权利公约》中特别指出,残疾是一个演变中的概念,残疾是伤残者和阻碍他们在与其他人平等的基础上充分和切实地参与社会的各种态度和环境障碍相互作用所产生的结果。功能障碍造成的残疾只是相对的,它取决于功能障碍者所处的社会和环境状况。

2011年,世界卫生组织在《世界残疾报告》中指出,残疾(功能减弱或丧失)是人类的一种生存状态,几乎每个人在生命的某一阶段都有暂时或永久的损伤,而步入老龄的人将经历不断增加的功能障碍。残疾是复杂的,为了克服残疾带来的不利情况而采取的各种干预措施也是多样和系统的,并且会随着情境的变化而变化。全世界残疾人与非残疾人相比,残疾人健康状况差、受教育程度低、经济情况不良、贫困率高。出现这种情况,有部分原因是残疾人相对更难获得全方位的服务保障,包括卫生、教育、就业、交通、信息等。在情况较差的地区,这些障碍愈加严重。因此,残疾不仅是医学问题,更是社会问题。

2. 暂时性残疾和永久性残疾 　身心功能障碍的状态可以是暂时的、可逆的,也可以是持续的、不可逆转的。因此根据功能障碍状态持续时间长短和是否可逆转将残疾分为暂时性残疾和永久性残疾。

(1)暂时性残疾(temporary disability):各种疾病在一定程度上会或多或少地影响相应组织、器官、肢体的功能,使患者出现暂时性功能活动受限,如骨折、肌腱断裂、关节损伤使患者丧失了活动能力,但随着骨折的愈合、损伤的恢复,患者逐渐恢复了功能活动。这种短暂的、可逆转的功能活动障碍称为暂时性残疾。

(2)永久性残疾(permanent disability):对于那些由疾病或病损造成的不可逆转的功能活动障碍称为永久性残疾,如外伤后截肢、完全性脊髓损伤后的瘫痪等。

(二)残疾人

不同国际组织和国家从不同角度提出了残疾人(people with disability,disabled person)的定义。

1975 年,世界卫生组织(WHO)给"残疾人"下的定义:"不论是先天或后天原因,身体或精神不健全而完全或部分地不能保证通常的个人生活或社会生活需要的人"。2006 年,联合国大会《残疾人权利公约》对"残疾人"下的定义:"残疾人包括肢体、精神、智力或感官有长期损伤的人,这些损伤与各种障碍相互作用,可能阻碍残疾人在与他人平等的基础上充分和切实地参与社会"。《中华人民共和国残疾人保障法》提出:"残疾人是指在心理、生理、人体结构上,某种组织、功能丧失或者不正常,全部或者部分丧失以正常方式从事某种活动能力的人"。

残疾人是指具有不同程度肢体、精神、智力或感官长期损伤或先天性异常,使得部分或全部失去以正常方式从事个人或社会生活能力的人群的总称。残疾人是康复医学的主要服务对象之一。

(三)残疾学

残疾学以残疾人及残疾状态为主要研究对象,专门研究残疾病因、流行规律、表现特点、发展规律、结局以及预防、评定与康复,以医学为基础,涉及社会学、教育学、管理学和政策法令等诸学科。残疾学是康复医学的重要组成部分。

二、 致残原因

造成残疾的原因众多,涵盖文化背景、社会条件、自然环境和医疗条件,因此,不同历史时期及不同国家和地区的残疾原因有明显差异。如发展中国家引起致残性损伤的主要原因是营养不良、传染病、围产期护理条件差以及各种事故,它们占全部残疾病例的 70% 左右。在发达国家中,营养不良、传染病等已不是引起残疾的重要原因,但由于意外事故造成的残疾的数量在不断增加;除了由事故造成的残疾外,大多数是由慢性病(例如风湿病、心血管病、肺病)、精神病、遗传性疾病及慢性疼痛和劳损等造成的。长期嗜酒和吸毒造成的病症也在增加。此外,还有很多因素虽未直接造成残疾,但可继发残疾或加重残疾程度,也是不容忽视的。

1. 疾病

(1)慢性病、退行性疾病:如心脑血管疾病、慢性阻塞性肺疾病、类风湿性关节炎、帕金森病、阿尔茨海默病等,已成为严重影响机体功能和生活能力的重要因素。

(2)传染病:如脊髓灰质炎、乙型脑炎、脊柱结核等可造成机体不同的功能障碍。

(3)孕期疾病:如风疹、宫内感染、妊娠毒血症等,均可导致胎儿发育异常,从而导致残疾。

(4)恶性肿瘤。

2. 营养不良　如蛋白质严重缺乏可引起发育迟缓,维生素 A 严重缺乏可引起角膜软化而致盲,维生素 D 严重缺乏可引起骨的畸形。

3. 遗传因素　遗传因素可致先天性大脑发育不全、智力发展迟缓、先天性畸形、先天性聋哑等。

4. 意外事故　主要包括工伤事故、交通事故、运动损伤、斗殴、虐待等致残。

5. 战伤　在当今以和平、发展为主题的国际社会环境中,局部地区仍不断有战争和暴力冲突发生,枪弹伤以及放射性武器造成的机体严重损伤,成为残疾不可忽视的原因之一。战争甚至会使人出现不同程度的心理和精神障碍。

6. 物理化学因素　物理性因素如放射性物质、噪声等;化学性因素如药物、各种有害化学物质、酒精等。

7. 社会心理因素　社会竞争、就业、生活、学习压力的增加,均可导致心理和精神功能的紊乱和障碍。

三、 残疾与疾病的关系

残疾与疾病的概念完全不同,它是由包括疾病在内的多种因素导致的一种功能障碍状态,因此残疾主要涉及的是那些能影响活动能力的疾病,这些疾病可导致程度不同的功能障碍,即疾病可导致残疾,但残疾不一定就是疾病或伴有疾病。残疾可以与疾病无关,如许多外伤导致的肢体损伤或先天性变异,除肢体或器官残缺外,身体其他部位十分健康;可以与疾病同时存在,由疾病本身引起的肢体或器官功能障碍,如腰椎间盘突出、关节炎等引起的疼痛,功能受限与疼痛程度相关,随着病情的控制,疼痛改善,功能逐渐恢复;残疾也可以在疾病后发生,多见于急性病变后,如脑血管意外、脊髓炎症后,即使血管病变和炎症得到控制,仍可终生残留肢体偏瘫或截瘫。

四、 残疾人现状

2011 年,《世界残疾报告》中指出,估计全球有超过 10 亿残疾人,约占世界人口的 15%,即每 7 个人中就有 1 个。其中,《世界健康调查》估计 1.1 亿人(2.2%)有很严重的功能障碍,而《全球疾病负担》估计 1.9 亿人(3.8%)有"严重的残疾"——诸如四肢瘫痪、严重的抑郁症或失明。只有《全球疾病负担》调查了儿童(0~14 岁)残疾情况,估计有 0.95 亿(5.1%)带有残疾,其中 0.13 亿(0.7%)有"严重残疾"。随着人口老龄化和全球慢性病增多,遭受残疾的人数将继续增加。国家的残疾模式受到多种因素的影响。这些因素包括环境恶化、道路交通事故频发、跌倒事故、暴力事件、人道主义紧急状况(涵盖自然灾害与冲突)、不健康的饮食习惯以及物质滥用等。

(一)康复现状

(1)贯彻落实《"十四五"残疾人保障和发展规划》《国家残疾预防行动计划(2021—2025 年)》和《"十四五"残疾人康复服务实施方案》,推动"十四五"残疾预防和残疾人康复工作高质量发展。

(2)深入贯彻实施《国务院关于建立残疾儿童康复救助制度的意见》,加强和改进残疾儿童康复救助服务。

(3)以农村低收入残疾人为重点,持续开展残疾人精准康复服务行动。此次行动中,856.7 万残疾人得到基本康复服务,164.8 万残疾人得到基本辅助器具适配服务。

(4)积极维护残疾人健康:通过多部门数据比对,核实低收入残疾人参加基本医疗保险、接受家庭医生签约情况,有针对性地帮助残疾人参加基本医疗保险和接受家庭医生签约服务。

(5)加强残疾人康复机构与人才队伍建设。

(二)教育现状

(1)落实《"十四五"特殊教育发展提升行动计划》,为残疾人教育创造更好的条件和环境。

(2)教育部等部门印发《辅助器具进校园工程实施方案》,确保义务教育阶段有需要的残疾学生能够获得适配的辅助器具服务。

(3)教育部、中央编办、财政部等部门修订印发《残疾人中等职业学校设置标准》,以加强残疾人中等职业学校基础能力建设和规范化管理。

(4)实施彩票公益金助学项目,资助 29 所残疾人职业学校改善办学条件、加强实训基地建设。

(5)实施《第二期国家手语和盲文规范化行动计划(2021—2025 年)》,通过建立健全工作协调机制,推动手语和盲文规范化、标准化工作,大力推广国家通用手语和国家通用盲文。

（三）就业现状

2023 年全国城乡新增残疾人就业 54.4 万人,其中,城镇新增就业 15.2 万人,农村新增就业39.2 万人;全国城乡实名培训残疾人 46.1 万人。

全国城乡持证残疾人就业人数为 906.1 万人,其中按比例就业 89.0 万人,集中就业 24.6 万人,个体就业 62.8 万人,公益性岗位就业 17.8 万人,辅助性就业 15.8 万人,灵活就业 273.0 万人,从事农业种养 423.1 万人。

开展农村困难残疾人实用技术培训,为 25.9 万人次残疾人赋能。全国 3219 个残疾人就业帮扶基地共安置 4.0 万残疾人就业,带动 7.4 万户残疾人家庭增收。

全国共培训盲人保健按摩人员 11393 人次、盲人医疗按摩人员 9970 人次。现有保健按摩机构 22227 个、医疗按摩机构 1029 个。558 人获得盲人医疗按摩人员初级职务任职资格、148 人获得中级职务任职资格。

（四）社会保障

截至 2023 年底,2749.0 万残疾人参加城乡居民基本养老保险。1230.9 万残疾人领取养老金。60 岁以下参保的残疾人中,700.1 万重度残疾人和 287.1 万非重度残疾人得到参保缴费资助。

残疾人托养服务工作稳步推进,开展残疾人托养服务的各级各类机构达 9569 个。19.5 万残疾人通过寄宿制和日间照料服务机构接受托养服务,50.5 万残疾人接受居家服务。

（五）文化生活

（1）以"促进残疾人就业,保障残疾人权益"为主题,组织第三十二次"全国助残日"活动,突出迎接和宣传党的二十大工作主线。

（2）围绕北京 2022 年冬残奥会等重大活动、重要节点,组织媒体开展"奋进新征程 建功新时代""人民幸福生活是最大的人权""奋斗者正青春"等主题宣传。

（3）新华社采写、播发《残疾人也可以活出精彩的人生——以习近平同志为核心的党中央关心残疾人事业纪实》。

（4）组织"残疾人心向党、筑梦新时代"第十届全国残疾人艺术汇演汇报演出。

（六）体育赛事

（1）第 13 届冬残奥会于 2022 年 3 月 4 日至 3 月 13 日在北京和张家口举行。

（2）启动 2025 年全国第十二届残运会暨第九届特奥会筹办工作。

（3）加强残疾人体育技术人才培养:晋升 1637 名裁判员,成立分级委员会。

（4）启动 2026 年米兰-科尔蒂纳丹佩佐冬残奥会新周期备战准备工作。

（5）参加法国射击世界杯、韩国举重亚锦赛、印度盲人足球亚锦赛、葡萄牙盲人门球世锦赛等 4 项国际赛事,获得 23 金、9 银、3 铜。

（6）实施残疾人康复健身体育行动:开展健身周、特奥日、冰雪季活动,全国残疾人社区文体活动参与率由 2021 年的 23.9% 上升至 2022 年的 26.3%。

（七）维护权益

（1）制定或修改关于残疾人的专门法规和规章:省级 6 个、地级 9 个。

（2）制定或修改保障残疾人权益的规范性文件：省级 42 个、地级 66 个、县级 185 个。

（3）全国县级以上人大开展《中华人民共和国残疾人保障法》执法检查和专题调研 413 次。

（4）政协开展视察和专题调研 262 次。

（5）全国开展省级普法宣传教育活动 184 次，88 万余人次参加。

（6）举办省级法律培训班 39 个，27216 人次参加。

（7）全国成立残疾人法律救助工作协调机构 2869 个，建立残疾人法律救助工作站 2633 个。

（8）各地残联办理建议、提案 1564 件。

（9）全国共出台了 761 个省、地、县级无障碍环境建设与管理法规、政府令和规范性文件。

（10）全国开展无障碍环境建设检查 9996 次，无障碍培训 5.2 万人次。

（11）截至 2022 年底，共为 61 万困难重度残疾人家庭实施无障碍改造，为 26.3 万残疾人发放残疾人机动轮椅车燃油补贴。

（八）组织建设

全国省地县乡（除新疆生产建设兵团外）共有残联 4.1 万个，各省（区、市）、市（地、州、盟）、县（市、区、旗）全部成立残联，98.5% 的乡镇（街道）已建立残联；99.3% 的社区（村）建立残协，共 59.5 万个。

地方各级残联工作人员共 11.2 万人，乡镇（街道）残联、村（社区）残协专职委员总计 56.0 万人。

地方各级残疾人专门协会共 1.5 万个，其中省、地、县级各类专门协会已建比例分别为 98.8%、97.4% 和 90.4%。全国助残社会组织共 3426 个。

（九）服务设施

残疾人服务设施建设得到全面发展。截至 2023 年底，全国已竣工的各级残疾人综合服务设施共 2280 个，总建设规模为 634.3 万平方米，总投资 227.2 亿元；已竣工的各级残疾人康复设施共 1225 个，总建设规模为 632.3 万平方米，总投资 205.5 亿元；已竣工的各级残疾人托养服务设施共 1081 个，总建设规模为 326.5 万平方米，总投资 92.1 亿元；已竣工的各级盲人按摩医院共 3 个，总建设规模为 0.6 万平方米，总投资 0.4 亿元。

第二节 残 疾 分 类

一、国际功能、残疾和健康分类

（一）从 ICIDH 到 ICF

世界卫生组织（WHO）1980 年制定并公布的《国际病损、残疾和残障分类》（International Classification of Impairments，Disabilities and Handicap，ICIDH）被康复医学界普遍采用。ICIDH 从身体、个体和社会三个层次反映功能损害程度。

随着卫生与健康事业的发展，以及国际残疾人事业的发展，人们对残损以及由此而发生的社会生活的变化有了新的认识，原有的残损、残疾和残障模式已不能满足卫生与健康事业发展的需要，迫切需要建立新的理念模式与分类系统,以适应人们健康观念及残疾认知的变化。1996 年,WHO 建立新的残疾分类体系——《国际残损、活动和参与分类》(International Classification of Impairments, Activities and Participation,为了保持与《国际病损、残疾和残障分类》的连续性,将其简称为 ICIDH-2),并在 2001 年 5 月第 54 届世界卫生大会上通过了将其改名为《国际功能、残疾和健康分类》(International Classification of Functioning,Disability and Health,ICF)的决议,在全球实施。该分类系统提供了能统一和标准地反映所有与人体健康有关的功能和失能的功能状态分类,并作为一个重要的健康指标,广泛用于卫生保健、预防、人口调查、保险、社会安全、劳动、教育、经济、社会政策、一般法律的制定等方面。

(二) ICIDH 内容

1. 残损(impairments,I) 各种原因所导致的身体结构、外形、器官或系统生理功能以及心理功能的异常,干扰了个人正常生活活动,如关节疼痛、活动受限、呼吸困难、骨折等,对日常生活、工作的速度、效率、质量产生一定影响,但患者能独立完成日常操作。残损是器官或系统水平的功能障碍。评估过程主要聚焦于器官与系统功能的细致评定,而治疗则侧重于通过系统性的功能训练手段以达到改善功能的目的。残损可分为九大类:智力残损、心理残损、言语残损、听觉残损、视力残损、内脏残损、骨骼残损、畸形和其他。

对于残损,康复的主要对策是复原。例如第 4 腰椎骨折导致马尾神经损伤,可致胫骨前肌肌力减退,进而影响步态,但患者仍能缓慢跛行,可以进行基本的日常生活、工作和学习活动。对其肌力和神经功能进行评定后,采取适当的肌力训练和神经刺激或促进技术,可促进神经生长或功能代偿,增强肌力,使肢体活动功能基本恢复正常。

2. 失能(disability,D) 失能指个体行为能力的丧失或受限。个体行为是指完成日常生活活动和集体生活而产生的一切外部活动,个体行为能力是完成上述活动时精神和肉体所具备的力量。个体按正常方式进行日常独立生活活动和工作而感觉能力受限或丧失说明其在个体或整体功能水平存在障碍。残疾一般建立在病损基础上,但并非所有的病损都会造成残疾。心理因素也可成为加重功能障碍的主要原因,因此功能评估时除考虑生理障碍外还应考虑心理因素。另外,还应考虑其职业。如钢琴家失去一个手指,将失去弹奏钢琴的能力,而乐团的行政领导失去一个手指几乎不会影响其工作。

对于失能,康复的主要对策是代偿。例如患者出现第 10 胸椎水平的完全性脊髓损伤,导致双下肢瘫痪,丧失行走能力,个人生活不能自理时,其评估内容必须包括日常生活活动能力,康复治疗主要为轮椅训练和日常生活活动能力的训练,从而尽可能减少依赖,提高生活的独立程度。患者在经充分合理的康复治疗后,往往能自由地操纵轮椅,个人生活基本自理,并可恢复某些职业的工作能力。

3. 残障(handicap,H) 个体在社会活动、交往、适应能力方面存在障碍,导致个人在社会上不能独立,属于社会水平的障碍。具体类别:①定向识别(时、地、人)残障;②身体自主残障;③行动残障;④就业残障;⑤社会活动残障;⑥经济自立残障;⑦其他残障。

对于残障,康复的主要对策是适应,如对环境进行改造,以提高残疾者的社会适应性和独立性等。例如:患者第 6 颈椎水平的完全性脊髓损伤导致四肢瘫痪,表现为上肢活动能力和下肢行走能力丧失,个人生活基本依赖他人照顾,同时由于个人情绪和生活条件的限制,与社会的接触、交往大大减少,甚至基本隔绝。其评估内容主要包括社会交往能力和工作能力,其次是神经功能、肌肉功能、心肺功能和日常生活能力。可以从以下几方面进行康复:如配备电动轮椅,对居住环境进行无障碍改造,解决通信需求(如通过电话、电视、计算机等),给予必要的心理治疗等。此外,训练残存的上肢功能,并进行代偿性活动能力的训练,可显著减少患者的护理依赖,增强其社交能力。患者在接受充分合理的康复治疗后,往往能够顺利地与社会进行交流,如可以操纵电动轮椅到外界参加活动;尽管个人生活仍然不能完全自理,但有一定的工作能力,如教学、计算机应用等。

4. 残损、失能、残障之间的关系 残损是否属于残疾,需做具体分析。残损、失能、残障之间没有绝对的界限,其可以相互转化。残损未经合适的康复治疗,可转化为失能,甚至残障。而残障或失能经合适的康复治疗可向较轻程度转化。一般情况下,残疾的发展按照残损、失能、残障顺序进行,也可能发生跳跃。

一些残损患者,因心理障碍而自我封闭,发展到与社会隔绝即残障程度,但此类患者经康复、心理治疗后,完全可以转化为残损。脊髓损伤后截瘫患者,在下肢功能丧失后,失去了步行活动能力,大小便不能自理,生活上需要他人的帮助,处于失能状态。经过积极康复治疗,患者可以从失能转为残损。如果其得不到积极康复治疗,患者下肢瘫痪可以使其终生卧床,进而丧失工作能力和与社会交往的能力,发展为残障。残损、失能、残障的关系见图 2-1。

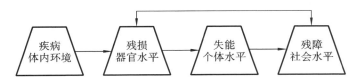

图 2-1　残损、失能、残障的关系

残疾三个层次的障碍水平、表现、评估和康复各不相同(表 2-1)。

表 2-1　残疾分类特征、表现以及相应的康复评估和治疗途径

分类	障碍水平	表　现	评　估	康复途径	康复方法
残损	器官水平	器官或系统功能严重障碍或丧失	关节活动范围、徒手肌力、电诊断等	复原	功能锻炼
失能	个体水平	生活自理能力严重障碍或丧失	ADL 评定	代偿	ADL 训练
残障	社会水平	社交或工作能力严重障碍或丧失	社交和工作能力评估	适应	环境改造

(三) ICF 主要内容

ICF 主要构成成分有身体功能/结构与病损、活动与活动受限、参与和参与局限、情景性因素。

1. 身体功能/结构与病损

(1) 身体功能/结构:身体功能是指身体系统的生理或心理功能。身体结构是指身体的解剖部分,如器官、肢体及其组成。身体功能和身体结构是两个不同但又平行的部分,它们各自的特征是不能相互取代的,如眼结构提供视觉功能。身体除了指各个器官外,还包括各器官所具有的功能,如脑器官是身体的一部分,它所具有的意识功能(心理功能)也是身体的一部分。功能这个单词是动名

词,而非名词。但是在中文翻译时很难用一个词组完整表述其内涵。其准确的含义是动态变化的功能,而非静态的功能。促使功能向积极的方向转化是康复医疗的宗旨。因此必须领悟动态功能的含义(表 2-2)。

表 2-2 身体功能/结构

项　　目	身　体　功　能	身　体　结　构
内容	精神功能 感觉功能与疼痛 发声、发音及言语功能 循环、免疫、呼吸系统功能 消化、内分泌系统功能 泌尿、生殖系统功能 神经肌肉与运动相关联功能 皮肤与相关部位功能	神经系统结构 眼、耳与相关部位结构 与发声、发音及言语相关结构 循环、免疫、呼吸系统结构 消化、内分泌系统结构 泌尿、生殖系统结构 与运动相关结构 皮肤与相关结构
积极方面	功能和结构完整	
消极方面	损伤	

(2)病损:各种原因导致的身体结构、外形、器官或系统生理功能以及心理功能损害。病损仅限于器官、系统的功能障碍,不涉及组织、细胞、分子水平的病损,是病理情况在身体结构上的表现。病损可以是暂时的或永久的,可以进行性发展或静止不变,可以持续或间断性出现。病损对功能活动、生活和工作的速度、效率、质量可能有一定影响,会干扰个人正常生活活动,如进食、个人卫生、步行等,但患者仍能做到日常活动能力自理。病损比疾病或紊乱的范围更广泛,如截肢是身体结构的病损,并不是疾病,也不意味着患者处在疾病或身体虚弱状态,病损者可以身体强健。如有些截肢者是十分优秀的运动员,与正常人相比存在某些缺陷、功能受限,但通过康复的介入,甚至可以完成正常人都难以完成的动作。

2. 活动与活动受限

(1)活动:指个体从事的活动,包括走路、进食或从事多项任务,不包括个人对完成活动的态度、潜力、能力。身体功能和基本活动能力可以在个体活动水平上体现出来,例如做每日计划是一项个体水平上的活动。

(2)活动受限:指按正常方式进行日常活动的能力丧失和开展工作的能力受限,用于评估个体或整体在完成任务和进行活动时的功能障碍程度。活动受限建立在病损基础上,包括行为、交流、生活自理、运动、身体姿势和活动、技能活动和环境处理等方面的活动受限。辅助设备的使用和他人辅助可以解除活动受限,但不能消除病损。如进食困难患者可以使用吸管进食。并非所有病损都会引起活动受限,如一只眼球摘除或一只小指被截去的患者,从器官水平上看属于病损,但并未影响到患者的日常生活。

3. 参与和参与局限

(1)参与:指与健康状态、身体功能和结构、活动及相关因素有关的个人生活经历;是与个人生活各方面功能有关的社会状况,包括社会对个人功能水平的反应,这种社会反应既可以促进也可以阻碍个体参与各种社会活动;是个人健康、素质及其所生存的外在因素之间复杂关系的体现。参与和活动的不同在于影响前者的相关因素是社会层面的,而影响后者的因素是个体层面的。在探讨参与时,核心问题是如何帮助个体在既定的健康与功能状态下积极努力,实现其生存与发展的目标。这一过程中,环境因素扮演了至关重要的角色,妨碍或促进个体的参与进程。

(2)参与局限:作为从社会水平评价功能障碍严重程度的指标,指病损、活动受限或其他原因导致个体参与社会活动的受限,影响和限制个体在社会上的交往,导致工作、学习、社交不能独立进行。常见的参与局限包括定向识别(时、地、人)、身体自主、行动、就业、社会活动、经济自主受限。如脊髓损伤造成四肢瘫痪的患者,在生活完全不能自理的情况下,也完全丧失了工作和社交能力。参与局限直接受社会环境影响,即使是个体无病损或活动受限,例如无症状的肝炎病毒携带者不存在病损或活动受限,但会受到社会的排斥或工作的限制。

4. 情景性因素 指个体生活和生存的全部背景,特别是能影响功能和残疾结果的情景性因素。情景性因素包括环境因素和个人因素。

(1)环境因素:指社会环境、自然环境、家庭及社会支持。它与身体功能和结构、活动、参与之间相互作用。

(2)个人因素:指个体生活和生存的特殊背景,如性别、年龄、生活方式、习惯、教育水平、社会背景、教养、行为方式、心理素质等。例如,个体在社会活动中悲观、失望,有明显的焦虑、抑郁,无继续生存的愿望及信心,会直接影响活动与参与能力,直接影响健康状况。

由此可见,健康情况、功能和残疾情况以及情景性因素之间构成了一个双向互动的统一体(表2-3)。

表2-3 活动和参与及情景性因素

项 目	活 动	参 与	情景性因素	
			环境因素	个人因素
对象	个体(人在标准环境中)	社会(人在现实环境中)	外在影响因素	功能内在影响因素
内容	学习和应用知识 一般任务和要求 交流 移动 自理 其他活动	家庭生活 工作 人际交流/人际关系 社区生活 社会和公民生活 其他参与	用品和技术 自然环境 支持和相互联系 社会态度 服务体制和政策 其他环境因素	性别/年龄 生活方式/习惯 教育水平 社会背景 教养/行为方式 心理素质
积极方面	活动	参与	促进	促进
消极方面	活动受限	参与局限	阻碍	阻碍

(四)ICF 编码与限定值

ICF 运用了一种字母数字编码系统,其中,字母 b、s、d 和 e 分别代表身体功能、身体结构、活动和参与以及情景性因素。首字母 d 指明在活动和参与成分中的领域,根据使用者的情况,可以用 a 或 p 替代首字母 d 以分别指明活动和参与。使用限定值是 ICF 编码的一个重要特点。ICF 编码只有在加上一个限定值后才算完整。限定值用于显示健康水平的程度（即问题的严重性），见表 2-4。

表 2-4　ICF 分类的限定值

限定值	身体功能	身 体 结 构			活动和参与		情景性因素	
		一级（损伤程度）	二级（变化的性质）	三级（指出部位）	一级活动受限程度	二级（无辅助时参与局限程度）	障碍因素	有利因素
0	无残疾	没有损伤	结构没有改变	多于一个部位	无困难	无困难	无	无
1	轻度残疾	轻度损伤	完全缺失	右侧	轻度困难	轻度困难	轻度	轻度
2	中度残疾	中度损伤	部分缺失	左侧	中度困难	中度困难	中度	中度
3	严重损伤	重度损伤	附属部位	两侧	重度困难	重度困难	重度	重度
4	完全损伤	完全损伤	异常维度	前端	完全困难	完全困难	完全	完全
5	—	—	不连贯性	后端	—	—	—	—
6	—	—	偏离位置	近端	—	—	—	—
7	—	—	结构性质改变（包括积液）	远端	—	—	—	—
8	未特指	未特指	未特指	未特指	未特指	未特指	—	—
9	不适用	不适用	不适用	不适用	不适用	不适用	—	—

（五）ICF 的框架理念

ICF 的核心理论是采用生物-心理-社会学的模式，要求全面看待人的功能障碍及康复过程，包括器官/系统的功能障碍，个体活动能力受限和社会参与限制。功能障碍受环境因素和个人因素的交互影响。应特别注意的是功能障碍的另一个重要定义，即功能障碍是人和环境相互作用的消极方面。康复医疗的目的是将这些消极方面转化为积极方面。该转化的过程包括以下内容。

（1）通过康复训练和治疗的路径，改善患者自身功能以适应环境。

（2）通过代偿和替代的路径，为患者提供适应环境的能力。

（3）通过改造硬环境（建筑、无障碍设施、医疗等）和软环境（政府政策、社会态度和关系等）保障患者的康复，并使患者在功能障碍的情况下可以适应社会。

（六）ICF 各构成成分之间的关系

ICF 框架将功能与残疾视为一个动态、演变的过程，它倡导从多维度视角出发进行分析。在此框架下，个体的功能状态并非孤立存在，而是健康状况与情景性因素之间复杂交织、相互作用的产物。这种相互作用具有双向性，针对某一个项目的干预措施，很可能会触发一系列连锁反应，导致一个或多个相关项目的改变（图 2-2）。

（七）ICF 的应用领域

ICF 为综合分析身体、心理、社会和环境因素提供了一个有效的系统性工具。它可以应用于保健、保险、社会保障、就业、科学研究、制订计划和政策、教育和训练以及经济和人类发展等各个领域。具体体现在以下方面。

（1）ICF 为卫生信息系统提供一种系统化编码方案，并构建了一种研究健康状态结果的框架。这是依据科学知识和各个领域专家的经验而建立的。

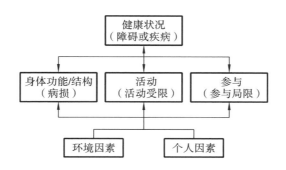

图 2-2 ICF 各构成成分之间的关系

（2）ICF 确定了说明健康状态的术语。这有助于改进卫生保健工作者、其他领域的人员和残疾人之间的交流，是一种可在不同领域内共同使用的术语系统。

（3）ICF 为认识残疾对个体生活及社会参与的影响提供了理论基础。因此人们不仅能对疾病做出诊断，还能对其影响做出认真分析。

（4）ICF 对健康状态的结果进行定义，有利于提供更好的保健，并为残疾人参与社会生活提供更好的服务。这是提高残疾人生活质量并促进其自立的关键。

（5）ICF 对不同国家、不同卫生服务领域的数据进行比较，这是国际上早就期盼实现的愿望。

（6）ICF 促进对健康状态结果的研究。该系统可以建立更有效的数据收集方法，以收集促进或阻碍残疾人参与社会生活的数据。

具体而言，ICF 有如下应用。①作为统计工具，用于数据采集和编码（如用于人口研究，残疾人管理系统等）；②作为研究工具，ICF 不仅用于测量健康状态的结果，还深入评估生活质量以及环境因素对个体功能状态的影响；③应用于临床工作，如职业评定、康复效果评定；④指导制定社会政策，如社会保障计划、保险赔偿系统和政策的制定与实施；⑤作为教育工具，用于课程设计，确定认知和社会行动需要。

（八）ICF 与 ICIDH 的比较

1. 改变了分类术语 在 ICIDH 分类体系中，身体、个体和社会层面分别对应着残损、失能和残障的概念，侧重于描述个体在不同层面的功能受限情况。而 ICF 则在此基础上进行了革新，将分类调整为身体功能与结构、活动、参与三个更为细致的水平，并且每个水平都同时考虑了积极与消极两个方面。在 ICF 中残疾的含义同时涵盖了病损、活动受限、参与局限三个水平的消极方面，同时也确定了表示健康状态的术语，有助于改进卫生工作者、其他领域人员和残疾人之间的交流。

2. 增加了附加因素 因考虑到个体因素和环境因素对身体的影响，ICF 增加并强调了情景性因素，这表明健康状态和残疾状态是个人因素和环境因素相互影响形成的一个整体。因此，它不是对人进行分类，而是说明个体在健康和与健康相关领域内的具体情况，即描述常常是在个体或环境因素的背景下做出的。而 ICIDH 未考虑这些因素。

3. 扩大了分类含义 ICIDH 主要侧重疾病结果的分类，而 ICF 还包括了"健康成分"的残疾分类。健康成分确定由什么构成健康，而疾病结果集中于疾病的影响或由此可能产生的其他状况。所以，ICIDH 仅仅与残疾人有关，而 ICF 与所有人有关，即与所有人的健康和整个医学界有关。

4. 残疾分类的相互转换 ICIDH 中残疾分类以单向影响为主，而 ICF 强调了所有成分之间的双向互动。这一双向互动的模式为通过干预来预防残疾的发生和减轻残疾的影响提供了有力的理论基础。

（九）ICF评价体系作为功能障碍评定的基本框架

ICF从身体功能或结构、活动受限和参与局限三个水平提出了相关标准评定方法和量表。ICF作为临床工具，可以用于需求评定、治疗方法的选择、职业康复与评定、康复及其结果评估等多个方面，还可以用于临床教育与研究。因ICF公布的时间不长，其提出的各类功能障碍的相关标准评定方法和量表还未为人们广泛接受、认可，还需要时间的考验。一些学者将ICF评价体系与传统的评定方法进行比较，并进行统计学信度和效度的分析。下面以脊髓损伤和脑卒中为例说明ICF评价体系与传统的评定方法的关系。

1. 脊髓损伤康复评定　脊髓损伤是由各种原因引起的脊髓结构、功能的损伤，造成损伤水平以下脊髓功能障碍。脊髓损伤后，患者受损水平以下的运动、感觉、反射和自主神经功能都发生障碍，颈段损伤常引起四肢瘫，颈段以下损伤常引起截瘫，两者均可伴有大小便功能障碍。

以脊髓损伤患者功能评定为对象，传统的评定方法是以美国脊髓损伤协会（American Spinal Injury Association，ASIA）损伤分级评定和日常生活活动能力对患者进行评定，采取患者自我报告、临床记录、医学检查等方式。

使用ICF检查表可以按照身体水平、个体水平和社会水平三个水平和背景性因素进行评定。

（1）身体水平：主要评定患者的身体结构和身体功能。对于脊髓损伤而言，身体结构评定内容如下。

①脊髓损伤的部位：颈椎和颈部脊髓、胸椎和胸部脊髓、腰骶椎和腰骶部脊髓以及圆锥马尾。

②依靠体检评定与运动有关的结构如头、颈、肩、四肢、躯干、皮肤结构。

③损伤范围大小：如脊椎的CT测量和脊髓MRI的检查结果。

脊髓损伤主要损伤神经肌肉功能和运动相关功能、消化、代谢和内分泌功能、泌尿生殖功能、感觉功能、精神功能等。

（2）个体水平和社会水平（活动与参与的评定）：主要评定患者从事一般任务、活动和自理的能力，以及在家庭生活、主要生活领域和社区、社会和公民生活中的表现。

（3）背景性因素：包括环境因素和个人因素。前者是评定的主要内容，包括个人用品和技术、自然环境和对环境的人为改变、支持和相互联系、态度、服务、体制和政策。

一些研究结果显示，ICF检查表的身体功能得分与ADL和ASIA损伤分级评定间有较高的相关性。ICF有着传统评定工具所不具备的优势，即综合性较好，除可评定身体的结构与功能外，还可评定受试者的活动表现与社会参与性以及环境因素对受试者造成的影响。相比较而言，ADL仅对个体的日常生活活动进行评定，而ICF则加入了社会参与评定，因此评定的水平较高。ASIA损伤分级法虽从感觉和运动两个方面对受试者进行分级，但其所涉及的身体结构与功能信息没有ICF全面系统。

2. 脑卒中康复评定　按照ICF评价体系安排评定的内容。评定内容涉及身体水平（身体结构和身体功能）、个体活动、社会水平参与及背景性因素（包括环境因素和个人因素）。

（1）身体水平：评定患者的身体结构和身体功能。

①身体结构评定：对于脑卒中而言非常重要，需要评定的身体结构是脑卒中的病变部位和大小。

a. 病变部位：如大脑、小脑、脑干等；脑血管，如大脑中动脉、大脑前动脉等。

b. 病变大小：通过头颅 CT、MRI 测量得到。

c. 其他可能需要评测的结构有骨骼、肌肉、系统等。

身体结构评定可以为脑卒中的处理、预后的估计和研究提供极为有用的信息。例如，有研究显示，内囊后肢是唯一一个与预后明显相关的结构，内囊后肢受损则预后差，特别是上肢从共同运动向分离运动恢复的过程中。

②身体功能评定：脑卒中康复治疗的前提，也是估计预后的重要依据。由于脑卒中所致的损伤主要涉及 ICF 所描述的精神功能、感觉功能、发声和言语功能、神经肌肉功能和运动相关功能等多方面，所以，我们在临床康复中，应当先进行神经系统和骨骼、肌肉系统的检查，以便发现相应的损伤。对于对康复有重要影响的损伤，应该选择标准化的量表进行定量化的评定。

（2）个体水平：主要评定日常生活活动能力（ADL）。

ADL 不仅深刻影响着患者的个人生活质量，还直接关联到其家庭和谐、社会融入及经济独立性。当 ADL 受限，患者可能面临精神压力增大、社会角色削弱及经济负担加重的困境，甚至诱发抑郁情绪和自我价值感缺失。

因此，ADL 评估在脑卒中康复工作中占据核心地位，其主要功能包括：监控患者功能状态的变化趋势，量化依赖程度，作为后续观察与随访的基础数据，以及促进跨领域医疗团队间的有效沟通。同时我们也应当清楚地认识到 ADL 评估的缺点：不能确定造成患者功能依赖的原因，也无法直接指导治疗方案的制订。但在采用某种治疗方法后，ADL 评估可用于评价此方法是否有效。

在选择 ADL 评估工具时，我们通常会关注三个方面的内容。①移动能力：涵盖床上活动、体位转换、坐立、行走及与劳动有关的运动（如弯腰、跪、蹲、推拉、购物等）。②生活自理能力：涵盖进食、修饰、洗澡、穿衣、上厕所、交流等。③家务管理能力：涉及烹饪、清洁、理财、购物、使用电话、使用药品、洗衣服、时间规划和交通等。

（3）社会水平：虽然 ICF 中列出了社会水平评定的内容，但无相应的评定方法。社会水平的评定与医务人员无法控制的诸多因素有关。有人将生活质量（QOL）作为社会水平的评定指标之一。

（4）背景性因素：背景性因素对脑卒中康复具有重要影响，可影响脑卒中的恢复或影响患者接受某项治疗，如并发症的处理；或影响患者的社会回归，如从亲朋好友中获得社会支持；或影响患者对一些辅助器具的选用或环境改造等。

在脑卒中患者的评估过程中，应当评定的背景性因素如下。

①患者一般情况：年龄、性别、教育水平、以前的功能水平、生活习惯、爱好、并发症等。

②家庭和护理人员方面：如能否从家庭成员中获得有力的支持。

③居住的环境和社区方面：如家庭的居住条件、社区的便利程度等。

由上可以看出，运用 ICF 框架来组织和执行康复评定，不仅确保了评定流程的条理性与目的明确性，还极大地提升了评定结果的全面性、统一性和客观性。这一方法使得来自不同文化背景、不同领域的使用者能够共享一套标准化的评测工具，用于评估个体的"功能、残疾与健康状况"。

（十）ICF 体系作为功能障碍康复计划制订的基本框架

ICF 提出了新的残疾模式，为我们认识残疾现象、发展康复事业，提供了理论基础和分类方法。

这一理论模式也为现代社会的功能障碍康复计划的制订提供了基本框架。下面以听力和言语残疾儿童的康复计划制订过程为例说明。

1. 康复评定　根据 ICF 有关残疾分类的理论与方法，分析听力言语功能障碍的表现形式及其对残疾人日常生活和社会参与的影响。分析主要从以下几个方面展开。

（1）与听力和言语活动相关的身体功能和结构：根据 ICF 身体功能和结构部分的分类体系，对与听力和言语活动相关的身体功能和结构进行分析或评定。

（2）听力和言语残疾对残疾儿童活动和参与的影响：采用世界卫生组织制定的标准化《世界卫生组织残疾评定量表Ⅱ》（WHO-DASⅡ），从六个维度出发，即自我照顾、移动能力、学习能力、沟通与交流、社会人际关系以及日常生活活动，对残疾儿童的日常生活和社会参与状况进行细致而系统的评定。

2. 制订康复治疗计划　根据上述康复评定结果制订康复治疗计划。根据 ICF 的理论模式，听力言语残疾康复的目标分为四个层面：身体结构和功能、活动和参与、环境因素以及个人因素。听力和言语残疾康复治疗应该从六个方面进行。

（1）听力和言语功能的康复治疗：由言语治疗师实施。

（2）日常生活能力的提升：由作业治疗师负责。

（3）社会参与度和社会参与能力的提升：由康复小组成员协作完成。

（4）对无障碍环境依赖程度的降低和对一般环境适应能力的提升以及必要和可行的环境改造：由职业治疗师、社会工作者等负责。

（5）个体自信心的提高和对康复满意度的提高：由临床心理专家负责。

（6）针对病损本身或其他临床问题进行相应的临床处理：由康复医师、物理治疗师、康复专科护士等协作完成。

3. 注意事项　在制订与实施儿童康复治疗计划时，应重点关注儿童的发育阶段与认知发展水平。儿童言语发展的阶段性和自然年龄，在一定程度上决定了儿童言语能力的发展水平及潜力，因此，儿童言语康复需要根据其个体因素确定康复方案。同时，应充分认识儿童言语能力的可塑性和整体性，这为儿童言语能力的发展提供了广阔空间。康复过程中要充分调动儿童及其家长的积极性并激发其学习潜能，通过科学的康复训练，实现言语能力和认知能力的提升。儿童言语的习得是一个综合性的过程，涉及言语规则、内容认知、操作技巧及交际能力的全方位发展。因此要运用综合性的教学活动，全面提升儿童的言语能力。

此外，要充分利用儿童言语功能的代偿性与优势功能的主导性。如通过强化优势言语技能，结合丰富的认知与言语实践活动，如游戏化学习等，提升儿童的言语能力和参与日常活动的能力。

另外，还要强调语义信息的多维性和言语编码的复杂性。言语能力是人的认知能力的组成部分，言语结构与人类的概念体系、实践经验以及话语的功能相关。在康复训练中，应注重培养儿童对语义的深入理解与多维度的言语编码能力，以促进其社会活动参与度的提升。

二、 中国残疾分类

我国根据现有国情制定的残疾分类标准对残疾社会事业发展以及残疾预防与康复工作的开展都起到了重要指导作用。1987 年我国首次进行残疾人抽样调查时将残疾人分为听力言语残疾人、智力残疾人、肢体残疾人、视力残疾人、精神残疾人和综合残疾人六大类。2006年我国进行第二次残疾人抽样调查,这次调查将残疾人分为听力残疾人、言语残疾人、智力残疾人、肢体残疾人、视力残疾人、精神残疾人和多重残疾人七大类,主要是将言语残疾单独作为一种残疾类别来进行调查,并制定了专门的言语残疾测试标准。此举不仅体现了党和政府对言语残疾人的关怀重视,而且反映了我国康复医学的快速发展和普及。

国家标准《残疾人残疾分类和分级》(GB/T 26341—2010)是我国残疾人领域关于残疾分类和分级的首个国家标准,也是残疾人事业领域的基础性标准,广泛适用于残疾人的信息统计、管理服务和社会保障等社会工作。国家标准《残疾人残疾分类和分级》采用了4级分级法。与此同时,各有关部门和单位针对不同的伤残情况和人群、用途,制定了不同的伤残评定、鉴定标准,如《人体损伤致残程度分级》《军人残疾等级评定标准》《劳动能力鉴定职工工伤与职业病致残等级》《医疗事故分级标准(试行)》《长期护理失能等级评估标准(试行)》《人身保险伤残评定标准及代码》等。这些标准采用专业性伤残分类分级方法,互相衔接,共同形成了伤残标准体系,为残疾评定、伤残鉴定、劳动能力鉴定等工作和保障残疾人、伤残者合法权益提供了有力支撑。

1. 视力残疾 由于各种原因导致双眼视力低下并且不能矫正或视野缩小,以致影响其日常生活和社会参与。视力残疾包括盲及低视力。

2. 听力残疾 由于各种原因导致双耳不同程度的永久性听力障碍,听不到或听不清周围环境声及言语声,以致影响日常生活和社会参与。

3. 言语残疾 由于各种原因导致的不同程度的言语障碍(经治疗一年以上不愈或病程超过两年者),不能或难以进行正常的言语交往活动(3岁以下不定残)。

言语残疾分为以下几种。

(1) 失语:由于大脑言语区域以及相关部位损伤所导致的获得性言语功能丧失或受损。

(2) 运动性构音障碍:由于神经肌肉病变导致构音器官的运动障碍。主要表现为不会说话、说话费力、发声和发音不清等。

(3) 器官结构异常所致的构音障碍:构音器官形态结构异常所致的构音障碍。其代表类型为腭裂以及舌或颌面部术后。主要表现为不能说话、鼻音过重、发音不清等。

(4) 发声障碍(嗓音障碍):由于呼吸系统如喉存在器质性病变导致的失声、发声困难、声音嘶哑等。

(5) 儿童言语发育迟滞:儿童在生长发育过程中其言语发育落后于实际年龄的状态。主要表现为不会说话、说话晚、发音不清等。

(6) 听力障碍所致的言语障碍:由于听觉障碍所致的言语障碍。主要表现为不会说话或者发音不清。

(7) 口吃:言语的流畅性障碍。常表现为在说话的过程中拖长音、重复、语塞并伴有面部及其他行为变化等。

4. 智力残疾 智力显著低于一般人水平,并伴有适应行为的障碍。此类残疾是由于神经系统结构、功能障碍,使个体活动和参与受到限制,需要环境提供全面、广泛、有限和间歇的支持。智力残疾分为两类:在智力发育期间(18岁之前),由于各种有害因素导致的精神发育不全或智力迟滞;或者智力发育成熟以后,由于各种有害因素导致智力损害或智力明显衰退。

5. 肢体残疾 人体运动系统的结构、功能损伤造成四肢残缺或四肢、躯干麻痹(瘫痪)、畸形等,而致人体运动功能不同程度地丧失以及活动受限或参与的局限。

肢体残疾分为以下几种。

(1) 上肢或下肢因伤、病或发育异常所致的缺失、畸形或功能障碍。

(2) 脊柱因伤、病或发育异常所致的畸形或功能障碍。

(3) 中枢、周围神经因伤、病或发育异常造成躯干或四肢的功能障碍。

6. 精神残疾 各类精神障碍持续一年以上未痊愈,由于患者的认知、情感和行为障碍,影响其日常生活和社会参与。

7. 多重残疾 存在两种或两种以上残疾者。多重残疾时应指出其残疾的类别。多重残疾分级时按所属残疾中最重类别残疾分级标准进行分级。

三、残疾分级

1. 视力残疾分级 视力残疾包括盲及低视力。

(1) 盲:一级盲(无光感～＜0.02 或视野半径＜5°)、二级盲(≥0.02 ～＜0.05 或视野半径＜10°)。

(2) 低视力:三级低视力(≥0.05～＜0.1)、四级低视力(≥0.1～＜0.3)(表 2-5)。

表 2-5 视力残疾分级

类　　别	级　　别	最佳矫正视力
盲	一级	无光感～＜0.02 或视野半径＜5°
	二级	≥0.02～＜0.05 或视野半径＜10°
低视力	三级	≥0.05～＜0.1
	四级	≥0.1～＜0.3

①盲或低视力均对双眼而言,若双眼视力不同,则以视力较好的一眼为准。如仅有单眼为盲或低视力,而另一眼的视力达到或优于 0.3,则不属于视力残疾范畴。

②最佳矫正视力是指以适当镜片矫正所能达到的最好视力,或以针孔镜所测得的视力。

③视野半径＜10°者,不论其视力如何均属于盲。

2. 听力残疾分级 听力残疾的分级情况如下:

(1) 听力残疾一级:听觉系统的结构和功能极重度损伤,较好耳平均听力损失≥91 dB,在无助听设备帮助下,不能依靠听觉进行言语交流,在理解和交流等活动中极度受限,在参与社会生活方面存在极严重障碍。

(2) 听力残疾二级:听觉系统的结构和功能重度损伤,较好耳平均听力损失在 81～90 dB 之间,在无助听设备帮助下,在理解和交流等活动中重度受限,在参与社会生活方面存在严重障碍。

(3) 听力残疾三级:听觉系统的结构和功能中重度损伤,较好耳平均听力损失在 61～80 dB 之间,在无助听设备帮助下,在理解和交流等活动中中度受限,在参与社会生活方面存在中度障碍。

(4) 听力残疾四级:听觉系统的结构和功能中度损伤,较好耳平均听力损失在 41～60 dB 之间,在无助听设备帮助下,在理解和交流等活动中轻度受限,在参与社会生活方面存在轻度障碍。

3. 言语残疾分级

(1) 言语残疾一级:无任何言语功能或语音清晰度≤10%,言语表达能力等级测试未达到一级测试水平,不能进行任何言语交流。

(2) 言语残疾二级:具有一定的发声及语言能力。语音清晰度在11%~25%之间,言语表达能力未达到二级测试水平。

(3) 言语残疾三级:可以进行部分言语交流。语音清晰度在26%~45%之间,言语表达能力等级测试未达到三级测试水平。

(4) 言语残疾四级:能进行简单会话,但用较长句或长篇表达困难。语音清晰度在46%~65%之间,言语表达能力等级未达到四级测试水平。

4. 智力残疾分级 按0~6岁的发育商和7岁及以上的智商及适应行为分级。0~6岁儿童的发育商小于72的直接按发育商分级,发育商在72~75之间的按适应行为分级。7岁及以上按智商和适应行为分级;当两者对应的级别不同时,按适应行为分级。WHO-DASⅡ分值反映的是18岁及以上各级智力残疾患者的活动与参与情况(表2-6)。

表2-6 智力残疾分级

级别	智力发育水平		社会适应能力	
	发育商(DQ) (0~6岁)	智商(IQ) (7岁及以上)	适应行为(AB)	WHO-DASⅡ分值 (18岁及以上)
一级	≤25	<20	极重度	≥116分
二级	26~39	20~34	重度	106~115分
三级	40~54	35~49	中度	96~105分
四级	55~75	50~69	轻度	52~95分

注:各级别适应行为的表现如下。

极重度:不能与人交流,不能自理,不能参与任何活动,身体移动能力很差;需要环境提供全面的支持,全部生活由他人照料。

重度:与人交往能力差,生活方面很难达到自理,运动能力发展较差;需要环境提供广泛的支持,大部分生活由他人照料。

中度:能以简单的方式与人交流,生活能部分自理,能做简单的家务劳动,能参与一些简单的社会活动;需要环境提供有限的支持,部分生活由他人照料。

轻度:能生活自理,能承担一般的家务劳动或工作,对周围环境有较好的辨别能力,能与人交流和交往,能比较正常地参与社会活动;需要环境提供间歇的支持,一般情况下生活不需要由他人照料。

5. 肢体残疾分级 肢体残疾的分级情况如下。

1) 肢体残疾一级 不能独立完成日常生活活动。

(1) 四肢瘫:四肢运动功能重度丧失。

(2) 截瘫:双下肢运动功能完全丧失。

(3) 偏瘫:一侧肢体运动功能完全丧失。

(4) 单全上肢和双小腿缺失。

(5) 单全下肢和双前臂缺失。

（6）双上臂和单大腿（或单小腿）缺失。

（7）双全上肢或双全下肢缺失。

（8）四肢在不同部位缺失。

（9）双上肢功能极重度障碍或三肢功能重度障碍。

2）肢体残疾二级　基本上不能独立完成日常生活活动。

（1）偏瘫或截瘫，残肢保留少许功能（不能独立行走）。

（2）双上臂或双前臂缺失。

（3）双大腿缺失。

（4）单全上肢和单大腿缺失。

（5）单全下肢和单上臂缺失。

（6）三肢在不同部位缺失（除外一级中的情况）。

（7）两肢功能重度障碍或三肢功能中度障碍。

3）肢体残疾三级　能部分独立完成日常生活活动。

（1）双小腿缺失。

（2）单前臂及其以上缺失。

（3）单大腿及其以上缺失。

（4）双手拇指或双手拇指以外其他手指全缺失。

（5）两肢在不同部位缺失（除外二级中的情况）。

（6）一肢功能重度障碍或两肢功能中度障碍。

4）肢体残疾四级　基本上能独立完成日常生活活动。

（1）单小腿缺失。

（2）双下肢不等长，差距在 5 厘米以上（含 5 厘米）。

（3）脊柱强（僵）直。

（4）脊柱畸形，驼背畸形大于 70°或侧凸大于 45°。

（5）单手拇指以外其他四指全缺失。

（6）单侧拇指全缺失。

（7）单足跗跖关节以上缺失。

（8）双足趾完全缺失或失去功能。

（9）侏儒症（身高不超过 130 厘米的成人）。

（10）一肢功能中度障碍，两肢功能轻度障碍。

（11）类似上述的其他肢体功能障碍。

6. 精神残疾分级　18 岁以上的精神障碍患者根据 WHO-DAS Ⅱ 分值和下述的适应行为表现，18 岁以下者依据下述的适应行为的表现，把精神残疾划分为四级。

（1）精神残疾一级：WHO-DAS Ⅱ 分值在≥116 分，适应行为严重障碍。生活完全不能自理，忽视自己的生理、心理的基本要求。不与人交往，无法从事工作，不能学习新事物。需要环境提供全面、广泛的支持，生活长期、全部需他人监护。

（2）精神残疾二级：WHO-DASⅡ分值在106～115分之间，适应行为重度障碍。生活大部分不能自理，基本不与人交往，只与照顾者简单交往，能理解照顾者的简单指令，有一定学习能力。监护下能从事简单劳动。能表达自己的基本需求，偶尔被动参与社交活动。需要环境提供广泛的支持，大部分生活仍需他人照料。

（3）精神残疾三级：WHO-DASⅡ分值在96～105分之间，适应行为中度障碍。生活上不能完全自理，可以与人进行简单交流，能表达自己的情感。能独立从事简单劳动，能学习新事物，但学习能力明显比一般人差。被动参与社交活动，偶尔能主动参与社交活动。需要环境提供部分的支持，即所需要的支持服务是经常性的、短时间的需求，部分生活需由他人照料。

（4）精神残疾四级：WHO-DASⅡ分值在52～95分之间，适应行为轻度障碍。生活上基本自理，但自理能力比一般人差，有时忽略个人卫生。能与人交往，能表达自己的情感，体会他人情感的能力较差，能从事一般的工作，学习新事物的能力比一般人稍差。偶尔需要环境提供支持，一般情况下生活不需要由他人照料。

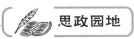 思政园地

即使翅膀断了，心也要飞翔

张海迪，1955年9月出生于山东济南。5岁时，爱唱爱跳的张海迪突然跌倒，经过多家医院检查确诊，她患上了脊髓血管瘤。以后的4年里，张海迪动过3次大手术，先后摘除了6块椎板，幼小的生命虽然保住了，却从此高位截瘫。原先天真活泼的张海迪，只能整天卧在床上。病魔是无情的，但坚强的张海迪没有流泪，她趴在床上，用胳膊支撑着身体抄书，学完了一本又一本小学课本，没有人催问，没有人检查督促，更没有考试和考试中的竞争，全靠着自学。

1970年4月，张海迪跟着带领知识青年下乡的父母，来到生活十分艰苦的农村生活。她发现学校没有音乐教师，就主动到学校教唱歌，课余还帮助学生组织自学小组。1981年，《人民日报》的头版头条报道了张海迪身残志坚、勇斗病魔的事迹，她那坚韧的斗志像火一样迅速点燃了人们的激情。1983年，《中国青年报》发表《是颗流星，就要把光留给人间》一文，重点报道了张海迪自强不息的感人事迹。

张海迪创作了《轮椅上的梦》《生命的追问》《绝顶》《鸿雁快快飞》《向天空敞开的窗口》等作品，翻译了多部国外优秀文学作品。她为村里建了一所小学，还为灾区和孩子们捐款，帮助贫困和残疾儿童治病读书。她积极参加残疾人事业的各项工作和活动，呼吁全社会都来支持残疾人事业，关心帮助残疾人，激励他们自强自立，为残疾人事业的发展做出了突出的贡献。

张海迪的事迹让人们记住了那个说过"是颗流星，就要把光留给人间"的姑娘，记住了那个数次打破医生对她生命期限的预言、昂头笑对人生的"弱女子"。张海迪的故事告诉我们一个道理：成功不是"中彩票"，人生梦想需要汗水和心血的浇灌。

第三节　残　疾　预　防

　　我国卫生工作的方针是"预防为主"，残疾人的康复工作同样遵循这一原则。在我国的残疾人事业中，残疾的预防占有十分重要的地位。《中华人民共和国残疾人保障法》明确规定："国家有计划地开展残疾预防工作，加强对残疾预防工作的领导。"残疾不分地域，不分种族、年龄、性别，不论农村、城市，不论山区、平原，不管是发展中国家还是发达国家，都有残疾人。因此，致残的疾病、损伤和其他致残因素构成了对全人类健康和生活的威胁，给个人和家庭带来了巨大的痛苦和不幸。无论从何种意义上讲，加强残疾预防工作已成为国家社会经济发展中一项刻不容缓的任务。由于疾病谱的改变，预防的重点已从生物学预防进入社会预防阶段，特别是对慢性病的预防以及因慢性病所导致的残疾预防均已成为当前卫生工作者的重点之一。残疾预防是康复医学的重要内容，与康复治疗相互补充。残疾预防应在国家、地区、社区以及家庭不同层次进行三级预防。

一、疾病的三级预防

　　疾病的预防不仅指阻止疾病的发生，还包括疾病发生后阻止其发展以及疾病治疗过程的康复防护，最大限度地减少疾病造成的危害。因此，预防工作可以根据疾病自然史的不同阶段，相应地采取不同措施，这就是疾病的三级预防。三级预防是贯彻"预防为主"卫生工作方针的具体体现，是各类疾病的综合预防体系。

　　疾病自然发病的整个过程主要包括发病前期、发病期和发病后期，针对疾病发展的各个阶段，疾病预防策略相应地被划分为一级预防（病因预防）、二级预防（"三早"预防）、三级预防（临床预防）。

（一）一级预防

　　一级预防又称病因预防，是针对致病因素所采取的根本性预防措施，目的是控制或消除引发疾病的危险因素，预防疾病的发生，其措施包括增进人体健康与改善社会和环境两个方面。

　　1. 增进人体健康措施

　　（1）进行人群健康教育：增强大众的自我保健意识，引导其培养良好的生活方式和卫生习惯，倡导进行合理的营养搭配，强化加强体育锻炼的重要性，强调注意心理健康和精神卫生。

　　（2）开展预防接种：提高人群免疫力，预防疾病。

　　（3）开展婚前检查，禁止近亲结婚，做好优生优育工作，预防遗传性疾病。

　　（4）针对某些疾病高危个体进行预防性用药，即化学预防。

　　2. 改善社会和环境措施　　制定与执行有关政策，以保护环境、防止环境污染。改善生产环境，防止职业性危害，如提供清洁安全饮用水，保证食品安全，公共场所禁止吸烟等。

（二）二级预防

　　二级预防又称临床前期预防，即在疾病的临床前期做好早期发现、早期诊断、早期治疗的"三早"预防工作，及时处理疾病的早期症状，阻断疾病向临床阶段发展，减轻疾病可能出现的严重程度，防止伤残。早期发现疾病的方法有普查、筛查、定期健康检查、高危人群重点项目检查，以及设立专科门诊等。对传染病,除了"三早",还应做到疫情早报告、患者早隔离,即"五早",以预防疾病的进一步传播。

(三)三级预防

三级预防又称临床预防,即对已患病者给予及时、有效的治疗,防止病情恶化,预防并发症,防止伤残,促进康复。对慢性病患者通过医学监护,减少疾病的不良影响,预防并发症和伤残;对已丧失劳动力或残疾者通过康复医疗措施,使之能参加社会活动并延长寿命。三级预防具有重要的社会意义。

疾病的三级预防在疾病防治过程中是一个有机整体,不同类型疾病三级预防的策略和措施应有所区别,各有侧重。这主要取决于病因是否明确,病变是否可逆。对病因明确、病变不可逆的疾病,一定以一级预防为主,如职业因素所致的疾病、医源性疾病。对病因尚不够明确、一级预防效果尚难肯定的疾病,在做好一级预防的基础上,重点做好二级预防,如肿瘤的预防。对已患病者要尽力做好三级预防,促使其早日康复。

三级预防措施可根据干预对象是群体或个体,分为社区预防服务和临床预防服务。社区预防服务是以社区为范围,以群体为对象开展的预防工作。临床预防服务是在临床场所,以个体为对象,实施个体的预防干预措施。社区预防服务的提供者是公共卫生人员,而临床预防服务的提供者则是临床医务人员。

二、残疾的三级预防

预防残疾有三层含义:①消除有可能造成残疾的因素、条件、环境以预防残疾发生,即一级预防;②有可能造成残疾的因素、条件已经发生,要采取一切措施防止残疾形成,或者尽最大努力将残疾的发生率、严重程度降到最低,即二级预防;③残疾已经形成,要尽可能地采取一切措施预防疾病进一步加重、恶化,使残疾者能保持并改善尚存的功能,即三级预防。

(一)残疾的一级预防

一级预防即预防伤、病的发生。残疾多由伤、病造成,针对造成残疾的各种伤、病因素,采取相应的预防措施,以减少造成残疾的隐患,是预防残疾的重要前提,能最有效地预防残疾,可使残疾的发生率降低70%。具体措施如下。

1. 重视安全 要注意改善劳动和工作条件,防止工作和意外事故,减少交通事故和暴力行为等。

2. 预防接种 认真实行预防接种,普及计划免疫,可以预防因传染病致残。乙型脑炎、脊髓灰质炎、流行性脑膜炎、结核等,均可通过注射或口服疫苗预防,从而减少这些传染病所致的残疾。

3. 加强卫生宣传教育 广泛宣传疾病的防治知识和自我保健知识,帮助群众建立良好的生活习惯,了解酗酒、吸烟等嗜癖的严重危害,减少由于这些社会问题造成的伤、病。

4. 优生优育和妇幼保健 禁止近亲结婚,防止遗传病造成的先天性残疾;提倡正确的儿童抚育法;避免偏食引起的营养不良和佝偻病等。

5. 控制药物的副作用 据统计,人类先天性残疾中,有1%~5%与药物有关。链霉素能引起药物性耳聋,已被禁用。也有报道称雄激素类、孕激素类等药物能致胎儿畸形,在孕期应避免服用。

6. 加强老年保健 注意保护老年人重要脏器的生理功能,预防容易致残的心脑血管疾病、慢性阻塞性肺疾病、糖尿病等的发生。

7. 加强体育锻炼 中国传统康复医学中有许多防病延年的养生保健方法,如气功、太极拳、五禽戏等医疗体育疗法,能增强机体抗病能力。

8. 注意精神卫生 中医学认为六淫七情是致病的重要原因,烦思忧虑,喜怒过度,都不利于健康。

（二）残疾的二级预防

二级预防即防止伤、病转化为残疾。损伤或疾病发生后,应做到早发现、早治疗,以防止伤、病发展而引起残疾。从临床治疗阶段一开始就应全面系统地考虑患者的预后功能和复发转归,采取相应的康复治疗措施,并将康复治疗作为临床医学服务的有效组成部分,从而将残疾的发生率减到最低。具体措施如下。

1. 早发现 提倡中年以上者定期做体格检查,了解机体心、脑、肾、肺等主要器官功能状态的变化情况,以及早发现病变。

2. 早治疗 要健全各级医疗卫生服务网络,建立相应的转诊制度,保证提供适当的药物和基本的治疗措施。要让医务人员,特别是基层医务人员了解能致残的伤、病引发残疾的过程和转归,了解及早诊治的必要性和防止残疾的康复方法。

3. 预防并发症 残疾并不都是由伤、病直接造成的,有的是由于医护不当或其他原因而产生并发症,且对它又未能做出及时有效的处理所产生的。例如预防偏瘫引起的失用性肌萎缩、压疮等并发症。

4. 重视心理治疗和社会医学工作 要注意预防会引起患者精神创伤的有关心理、社会因素。要对患者温雅有礼,给患者以亲切感,坚定其战胜伤病的信心,以促进康复。

（三）残疾的三级预防

三级预防即防止残疾的加重和继发性残疾。当残疾出现后,应在早期和程度较轻时进行积极的康复治疗,及时制订具体的综合康复医疗措施,以防止其发展导致功能的进一步丧失;要尽可能保持和改善尚存功能,使已有的功能障碍得到代偿;要注意改善残疾者个人生活自理能力,使其能继续参加社会活动,避免出现继发性残疾或使原有的残疾发展为严重残障,导致患者完全失去参加劳动和社会活动的能力。具体措施如下。

1. 提供功能性康复医疗 如理疗、作业疗法、言语治疗、心理疗法、装配假肢等各种治疗方法。

2. 日常生活活动训练 如对肢残和聋哑者进行特殊训练和日常生活活动训练,使他们能够参加社会活动,有助于减轻残疾程度和提高生活质量。

3. 重视社区康复 在康复专业人员指导下,由家属或其他人员在家中训练残疾者自我康复保健,教育家庭成员要同情、关心和照料残疾者,以减少残疾者的孤独感,从而提高康复疗效。

4. 改善社会环境 提供社会职业咨询和职业训练,提倡全社会尊重、关心和爱护残疾者的新风尚,使更多的残疾者重返社会。

三、 医学进步对残疾预防的影响

随着生活水平的提高,人们不仅要求治好伤病、保住生命,而且要求能够长寿和生活得更好,康复医学的发展顺应了这种需要。依靠医学理论和医疗技术的发展和提高,残疾预防得到强大的理论和技术保障,从而更有利于残疾预防工作的开展。但是医学的发展和进步使得过去无法挽救的生命得以延长,也相对增加了致残率。为此在进行残疾三级预防时,要综合考虑到这方面的因素。在针对残损主要原因的预防层面,要注重加强对这方面的研究。

预防技术运用的目的是减少残损,当预防措施失效或缺乏适当的预防措施和技术时,康复治疗则显得尤为重要。全面实行一级预防和二级预防并不会降低康复治疗的重要性。如肱骨髁间骨折后,上肢需长期固定,如无康复意识并采取积极措施,则会导致肩、肘、腕关节功能均受限,出现残疾(活动受限)。若早期进行康复治疗,即使肘关节功能受限,但肩、腕关节功能依然保持良好,虽然仍有残损,但不影响日常生活,不致恶化为残疾。这说明,康复治疗能促进二级预防,阻止残损恶化而导致的残疾。残损后若不及时进行康复治疗或由于不了解康复治疗原则而采取错误方法,则会使残损恶化而发展至残疾。在三级残疾预防中,康复治疗是残疾三级预防的主要措施。残疾并非一定会导致残障,如未进行康复治疗(包括社会康复、职业康复),会使残疾者处于不利地位,而不能回归社会并发展为残障。

第四节 残疾人社会保障

一、残疾人组织

我国残疾人组织,是指依法成立的,代表残疾人共同利益,维护残疾人合法权益,开展各种适宜活动,团结并教育残疾人,为残疾人服务的各类由残疾人及其亲友和残疾人工作者组成的组织。残疾人组织主要包括按国家行政区划设立的中国残疾人联合会(以下简称中国残联)和中国残联各级地方组织及其专门协会、社区(村、企业)残疾人协会等等。残疾人协会包括中国聋人协会、中国盲人协会、中国精神残疾人及亲友协会、中国智力残疾人及亲友协会。

中国残联是国家法律确认、国务院批准的各类残疾人的统一组织,是全国性残疾人事业团体。其宗旨是弘扬人道主义思想,发展残疾人事业,促进残疾人平等、充分参与社会生活,共享社会物质文化成果。它由残疾人及其亲友和残疾人工作者组成,具有代表、服务、管理三种职能,即代表残疾人共同利益,维护残疾人合法权益;团结并教育残疾人,为残疾人服务;履行法律赋予的职责,承担政府委托的任务,管理和发展残疾人事业。

联合国大会 1982 年通过《关于残疾人的世界行动纲领》。1953 年 3 月,中国盲人福利会在北京成立。1955 年 7 月,中国聋人福利会以筹委会身份加入世界聋人联合会,并在第二届世界聋人代表大会上当选为世界聋人联合会第二届执行局委员。1956 年 2 月,中国聋哑人福利会正式成立。1960 年,中国盲人福利会、中国聋哑人福利会合并,于同年 5 月 20 日在北京召开了中国盲人聋哑人第一次全国代表会议。中国盲人聋哑人协会是党和政府领导下的全国盲人聋哑人的群众团体。1987 年,经国务院批准,在中国盲人聋哑人协会基础上组建中国残联及其地方组织。

1988 年 3 月 11 日,中国残联首届全国代表大会在北京举行,由全国各地推选的各族残疾人和残疾人工作者代表 500 余人出席会议。邓朴方当选为中国残联主席团主席、执行理事会理事长。中国残联成立后,中国残疾人福利基金会继续保留,并发挥广泛联系社会各界,举办残疾人福利事业,筹集、管理和使用残疾人基金的作用。各省、自治区、直辖市及其各市(地)、县(市、区)和大部分乡镇(街道),相继组建了各级地方残联组织,形成了全国性的残疾人组织网络,揭开了我国残疾人组织发展史上的新篇章并指引了组织的发展方向。

二、残疾人社会保障体系

残疾人是社会中需要关爱和帮助的群体之一,他们的生活并不是那么容易。为了保障残疾人的基本权益,我国建立了一整套残疾人社会保障制度和关爱服务体系来帮助他们应对生活中的各种困难和挑战。

1. 残疾人社会保障制度 《中华人民共和国残疾人保障法》和《中华人民共和国社会保障法》是保障残疾人福利的基本法律。根据这两部法律,我国建立了残疾人社会保障制度。残疾人社会保障制度包括残疾人养老保障、医疗保障、就业保障、生活救助等方面的保障制度。

2. 残疾人养老保障体系 残疾人养老保障体系的主要组成部分是各级民政部门设立的福利机构。这些机构是为残疾人提供老年服务、医疗服务、康复服务以及其他各种服务的专业机构,旨在帮助残疾人度过晚年生活。

3. 残疾人医疗保障制度 常见的残疾人社会保障制度之一。常见的残疾人医疗保障主要包括社会医疗保险、扶贫医疗保险、医疗救助等,旨在帮助残疾人享受医疗服务。

4. 残疾人就业保障 主要为残疾人提供多种工作机会、职业培训和再就业服务等,以便他们能够获得一份稳定的工作,并获得一定的社会地位和尊重。

5. 残疾人生活救助体系 残疾人生活救助体系的主要内容包括社会救助、残疾人补贴、低保制度等,旨在帮助残疾人缓解生活压力,提高其生活质量。

三、残疾人服务体系

除了社会保障之外,我国还建立了一整套残疾人关爱服务体系。这个体系旨在为残疾人提供全方位服务,包括健康、教育、职业培训、康复等方面的支持。这个体系主要由以下几个部分组成。

1. 健康服务 为残疾人提供基本的医疗服务、康复服务,确保他们的身体健康和康复效果。我国各地都建有残疾人救助站或康复中心等机构,为残疾人提供各种康复服务。

2. 教育服务 为残疾人提供各种教育机会,让他们能够获得正常的教育,并在学习中得到支持和帮助。

3. 职业培训和就业服务 为残疾人提供多种工作机会、职业培训和再就业服务等,使他们能够获得一定的工作能力,进而独立地生活。

4. 康复服务 为残疾人提供各种康复服务,让他们更好地适应生活和工作环境,这包括各种医疗、康复、心理咨询等服务。康复服务不仅能够帮助残疾人更快地适应生活,而且能够提高他们的自信心和幸福感。

综上所述,我国已经建立了一整套残疾人社会保障制度和关爱服务体系,帮助残疾人应对生活中的各种困难和挑战。我们应该全力支持这些制度和服务,让残疾人能够享受更好的生活。同时,我们也应该根据需要和情况扩大残疾人社会保障制度和关爱服务体系的覆盖范围,为残疾人提供更多的支持和帮助。

四、残疾相关政策与法规

1. 联合国相关政策与法规 联合国大会通过了一系列保障残疾人权益的文件、决议,较重要的有《禁止一切无视残疾人的社会条件的决议》《智力迟钝者权利宣言》《残疾人权利宣言》等。1982年,联合国大会通过《关于残疾人的世界行动纲领》。1983年,国际劳工大会通过《残疾人职业康复和就业公约》。2006年12月,联合国大会通过了《残疾人权利公约》,明确提出了残疾人在教育、健康(包括康复)、社会福利、人权自由、人身安全等方面与健全人一样享有平等的权利。

2. 世界卫生组织相关政策与法规 1980年,世界卫生组织制定了"国际残疾分类"方案;1994年,国际劳工组织、联合国教科文组织、世界卫生组织共同制定了《社区康复联合意见书》。2001年,世界卫生组织通过了"国际功能、残疾和健康分类(ICF)"模式。

3. 我国相关政策与法规

(1)《中华人民共和国残疾人保障法》:1990年12月28日第七届全国人民代表大会常务委员会第十七次会议通过,自1991年5月15日起施行。本法共计九章54条,内容包括总则、康复、教育、劳动就业、文化生活、福利、环境、法律责任、附则,在康复一章中对康复的职责、指导原则、组织实施、人员培养和器具,都进行了详细的论述和规定,其中提出的指导原则:康复工作应从实际出发,将现代康复技术与我国传统康复技术相结合;以康复机构为骨干,社区康复为基础,残疾人家庭为依托;以实用、易行、受益广的康复内容为重点,开展康复新技术的研究、开发和应用,为残疾人提供有效的康复服务。

(2)《残疾人教育条例》:全面规定了政府各级组织对残疾人教育的责任。

(3)无障碍设计规范:建设部、民政部和中国残联在1988年发布《方便残疾人使用的城市道路和建筑物设计规范》,确定建筑物内外部的无障碍设计要求。本规范内容包括坡道、音响交通信号、触感材料(盲道、建筑物、公用设施等)使用的规定,电梯走廊、厕所、盥洗浴室电话、信箱、饮水设施等便于残疾人使用的要求。

(4)政府规划:1988年,国务院批准颁布实施《中国残疾人事业五年工作纲要(1988—1992)》,有创见地提出三项康复(白内障复明、小儿麻痹后遗症矫治、聋儿听力言语训练)。《中华人民共和国国民经济和社会发展第十个五年计划纲要》第十九章第三节明确指出:改革和完善卫生服务、医疗保健和卫生监督体系,发展基本医疗、预防保健、康复医疗。这是我国政府首次将康复医学工作纳入国家总体发展规划之中,反映出党和政府对康复医学工作的重视。2002年8月,《国务院办公厅转发卫生部等部门关于进一步加强残疾人康复工作意见的通知》提出,到2015年,实现残疾人"人人享有康复服务"的目标。

> **本章小结**

1. 残疾是指由于各种躯体、身心、精神疾病或损伤以及先天性异常所致的人体解剖结构、生理功能的异常和(或)丧失,造成机体长期、持续或永久性的身心功能障碍的状态,并且这些功能障碍不同程度地影响日常生活、工作、学习和社会交往活动能力。

2. 残损、残疾、残障之间没有绝对的界限,可以相互转化。残损未经合适的康复治疗,可转化为残疾,甚至残障。而残障或残疾经合适的康复治疗转化为较轻程度的残损。一般情况下残疾的发展是按照残损、残疾、残障顺序进行,也可能发生跳跃。

3. ICIDH 以残疾为出发点,从不同层次来剖析残疾状况及结果,是国际疾病分类的一个进步。ICDH 的局限性:①概念模式的单一片面性,②忽略了主观障碍的重要性,③忽略了环境的重要性;ICF 建立在一种残疾性的社会模式基础上,从残疾人融入社会角度出发,将残疾性作为一种社会性问题,强调社会集体行动,要求改善环境使残疾人充分参与社会生活各个方面。ICF 的优势:①重视积极的一面,②环境因素的引入,③交互模式的应用,④重视个人体验,⑤应用领域的广泛。

4. 中国残疾人分类标准将残疾分成七类分别进行分级,每类根据残疾情况由重到轻各分成四级。七类残疾包括视力残疾、听力残疾、言语残疾、智力残疾、肢体残疾、精神残疾和多重残疾。需注意的是内脏残疾没有包括在内。

（李慧君　吉宏波）

 线上评测

扫码在线答题

讨论题

解析

讨论题

1. 简述残损、失能和残障的区别。

2. 简述我国残疾分类和分级。

3. 试述 ICIDH 与 ICF 的区别。

康复医学基础

学习目标

▲ 知识目标

1. 掌握运动学的概念、运动对心血管系统与呼吸系统的影响、运动与物质代谢的关系、神经系统的发育过程和随意运动的机制、康复心理学的基本方法。

2. 熟悉肌肉收缩形式、关节运动基本形式、运动发育规律和小儿粗大运动及精细运动发育的过程、神经系统损伤导致的临床表现和功能障碍、康复中常见的心理问题。

3. 了解肌肉特性、影响关节运动的因素、造成异常运动模式的原因、康复心理学的定义。

▲ 能力目标

1. 能够运用康复医学的基础知识分析康复过程中常见的功能障碍并将基础知识运用到康复治疗中。

2. 能够运用神经生理学基础理论分析神经损伤之后出现不同临床表现和功能障碍的原因,为初步形成临床康复思维奠定基础。

▲ 课程思政目标

1. 培养学生认真、严谨、实事求是的学习和工作态度。

2. 培养学生积极思考、勇于创新、独立解决问题的能力。

3. 引导学生建立自信、自尊、平和理性、积极向上的社会心态。

 案 例 导 入

案例解析

患者,李某,男,58岁。因"右侧肢体麻木无力1个月"就诊。患者于1个月前无明显诱因出现右侧肢体麻木无力,上肢持物困难,下肢行走困难,伴言语不清、口角歪斜。当地医院急查颅脑CT示基底节出血。给予氨甲环酸等药物治疗及脱水降颅压、控制血压等对症治疗后,患者病情好转,出院。现患者仍有右侧肢体活动不利,右下肢可抬离床面,可独立翻身,不能独立坐起。为进一步诊治,遂来我院康复医学科就诊。

查体:神志清,精神可,言语流利,对答切题。生命体征平稳,心肺未见异常。Brunnstrom分级:右上肢Ⅱ期,右手Ⅰ期,右下肢Ⅲ期。

请思考:

患者存在哪些功能障碍?针对患者当前情况应采取哪些康复措施?

Note

康复医学基础是康复医学的理论基础，主要包括人体运动学、神经生理学、康复心理学等，与康复的功能训练密切相关。人体运动学是研究人体组织结构以及运动功能的科学，主要对不同运动状态下人的动作进行研究。神经系统是机体内起主导作用的系统，中枢神经通过周围神经与人体其他器官、系统发生极其广泛而复杂的联系。康复心理学是医学心理学的一个分支，同时也是康复医学的重要组成部分，解决康复对象所存在的一系列心理障碍。在康复治疗中运用运动学、神经生理学、心理学的理论基础，帮助患者进行主动功能训练，可改善其身心功能障碍。

第一节　人体运动学基础

一、运动学的概念

（一）运动学的定义

运动学是力学的一个分支学科，从几何学的角度研究物体运动变化规律。人体运动学是运用力学原理与方法研究人体在运动状态下各器官的形态结构与功能活动变化规律及其影响因素的一门学科，也是多门学科之间相互交叉与渗透的学科。人体运动学是应用解剖学、生理学、物理学、几何学等理论技术研究人体运动的科学，是康复医学的理论基础。

（二）人体运动学的研究对象和内容

人体运动学以人体运动动作和运动行为为研究对象。人体运动学的内容是运用力学的基本原理结合运动解剖学、运动生理学和运动生物化学等探讨人体的运动功能及其变化规律，即在不同运动状态下的人体结构与功能的相互关系，阐明运动训练原理、方法与疾病康复之间的关系。运动学的研究不仅涉及体育运动、生物材料力学、医学与人类学等方面，而且已渗入交通安全、军事科学与航空航天等方面。

（三）运动平面与运动轴

关节环绕3个相互垂直的轴心，沿着3个相互垂直的平面进行运动。

1. 运动平面

（1）水平面（横断面）：指与地面平行的面。水平面将人体分为上下两部分。

（2）冠状面（额状面）：指与身体前面或后面平行的面。冠状面将人体分成前后两部分。

（3）矢状面：指与身体侧面平行的面。矢状面将人体分为左右两部分。

2. 运动轴

（1）冠状轴：指与地面平行且与额状面平行的轴，在左右方向平行于地面。

（2）垂直轴：指额状面与矢状面相交叉形成的上下贯穿人体正中的轴。

（3）矢状轴：指与地平面平行且又与矢状面平行的轴，在水平方向前后贯穿人体。

（四）人体运动学在康复医学中的应用

康复医学是研究功能障碍的预防、诊断、评估、治疗、训练和处理的医学学科。人体运动学是康复医学的基础，将运动学应用到康复医学中，对患者早日康复、回归家庭和社会具有重要意义。在康复治疗中,物理治疗、作业治疗等方法都以人体运动学为基础,其中物理治疗又以运动治疗为主要手段。康复治疗师运用人体运动学的理论原理,分析运动障碍产生的原因,探讨康复治疗机制,制订治疗方案以及进行康复治疗。

知识拓展

人体运动学发展历史

战国时期,《墨经》已有关于运动和时间先后的描述,是人体运动学最早的研究。

古希腊时期,亚里士多德在《物理学》一书中阐述了天体运动的空间、时间、位置与物体的自由落体运动,为运动学的发展奠定了基础。阿基米德对杠杆平衡与物体的重心位置等进行了系统研究,初步奠定了静力学基础。

15世纪,达·芬奇在力学和解剖学方面对人体运动器官的形态和功能进行了解释,提出人体运动规律都是遵循力学定律的观点。

17世纪,伽利略的自由落体运动规律以及牛顿运动定律奠定了动力学的基础。

19世纪,法国科学家马雷用当时的摄影技术记录了猫的下落过程,在长达一个世纪之后才对猫在空中转体现象的空间运动定向知觉做出了解释,为航空失重状态下的行走或空中转体运动提出了依据。

19世纪,显微镜的应用对运动解剖学的发展起到很大的促进作用。

20世纪中叶,哈洛借助动物实验,利用换能器与电生理技术对骨骼肌收缩机制和力学变化进行了深入研究。

21世纪,随着科学技术的发展,人体运动学在体育运动、医学等领域取得了巨大进展。

二、 运动生理与运动生化

(一)运动与心血管系统

1. 运动与心脏 心脏的主要功能是泵血,单位时间内泵出的血量是评价心功能的指标。正常成人安静时的平均心率为75次/分,心排血量为5 L/min。运动时,机体根据需要动用心泵储备功能,心排血量大幅度增加。长期规律运动可以提高心力储备能力。

(1)运动可以增加搏出量储备:长期规律的运动可以增加心肌的体积和心肌的收缩力,提高每搏输出量,增强心脏的工作能力。

(2)运动可以增加心率储备:长期规律的运动可以增强心脏的工作能力,从而降低安静时的心率。

长期进行运动训练的运动员由于心肌纤维增粗、心肌收缩能力增强、射血充分,安静时的心率较慢,可低于一般健康人。而长期缺乏运动或卧床休息会不可避免地使心力储备下降,出现运动状态时每搏输出量的减少,并通过心率加快来代偿。

2. 运动与血压 血压是血液对血管壁的侧压力。运动时动脉血压的变化是许多因素综合作用的结果,动脉血压水平取决于心排血量和外周血管阻力两者之间的关系。

(1)心排血量:剧烈运动会使心排血量显著增加,故收缩压会升高。

（2）外周阻力：运动时,由于血流的重新分配,骨骼肌血管舒张,使外周阻力下降,而其他一些器官血管收缩使外周血管阻力增加,两方面的变化相互抵消,总外周血管阻力变化不大。

动力性运动可以使心排血量明显增加,而外周血管阻力变化却不明显,故血压变化主要表现为收缩压升高,舒张压变化不大或略下降。静力性运动对心排血量增加不明显,但由于骨骼肌持续收缩压迫血管,可使外周阻力增加,故血压变化主要表现为舒张压升高。运动可以改善高血压,长期坚持有氧运动对降低血压,尤其是降低舒张压有较大意义。一般选择安全性较高的中低强度的耐力性运动,但要避免静力性运动,特别是闭气的力量运动,以防血压明显升高。

3. 运动与血管弹性　运动可以改善血管的弹性,主要表现:一是运动可以加速血液循环,对血管内壁起到冲刷作用,防止脂肪沉着,预防血管硬化;二是运动可以增强心脏和血管的舒缩功能,保持血管的弹性。

4. 运动与血液循环　运动可以改善血液循环。血液循环的主要推动力是心脏收缩,血液回流的主要动力依靠肌肉收缩,血液回流的结构依靠静脉瓣。骨骼肌是全身最大的器官,除了为运动提供动力以外,最重要的功能就是通过肌肉泵的原理将血液泵入心脏,肌肉与心脏配合,能够更好地促进血液循环。

（二）运动与呼吸系统

呼吸系统是氧运输系统的重要组成部分,其主要功能是实现机体与外界环境的气体交换。呼吸过程包括肺通气、肺换气、气体运输和组织换气。

1. 运动与肺通气　运动状态下的呼吸深度在一定范围内增加,通气功能将发生相应的变化,表现为呼吸加深加快,肺通气量增加。进行中等强度的运动时,肺通气量的增加主要是靠呼吸深度的增加,而剧烈运动时呼吸深度和呼吸频率均增加。

2. 运动与肺换气　通气/血流比值（V/Q）指每分钟肺泡通气量与肺血流量之间的比值,反映通气效率,正常成人安静时约为 0.84。如果 V/Q＞0.84,意味着肺泡通气量过剩而血流不足,有部分肺泡未能与血液充分交换,增加了肺泡无效腔,使气体交换率下降;如果 V/Q＜0.84,则意味着肺泡通气量不足,部分血液得不到充分的气体交换,出现功能性的动静脉短路,造成机体缺氧。

3. 运动与氧耗

（1）需氧量：人体每分钟所需要的氧气量。

（2）摄氧量：人体每分钟所摄取的氧气量。

（3）最大摄氧量：人体长时间进行有大量骨骼肌参加的激烈运动时,单位时间内所能摄取的最大氧气量,反映机体循环和呼吸系统运输氧与利用氧的能力,是评价人体有氧工作能力的常用指标。

在中等强度运动中,运动开始时,摄氧量逐渐增加,但因呼吸、循环的调节较为迟缓,氧在体内的运输滞后,摄氧量满足不了需氧量,把这部分亏欠的氧量称为氧亏或"氧债"。运动进行一段时间后,摄氧量稳定在一定水平,需氧量与摄氧量达到平衡。运动结束后,摄氧量并没有马上恢复到安静水平,而是逐渐降低。这一过程中多摄取的氧量恰好与运动期间累积的氧亏量相等。

（三）运动与物质代谢

代谢是生物体内所发生的用于维持生命的一系列有序的化学反应的总称。代谢过程需要酶的催化。代谢过程可以分为两类,即分解代谢和合成代谢。

1. 运动与糖代谢 糖是人体主要的能量来源,是人体运动时的主要供能物质。糖在体内主要以两种形式存在:一是以糖原的形式存在于组织或细胞质内,主要是肌糖原和肝糖原;二是以葡萄糖的形式存在于血液中,即血糖。糖在体内分解供能主要有两条途径:一是在有氧情况下进行有氧氧化,是糖分解代谢的主要方式;二是在缺氧情况下进行无氧酵解。

(1)运动与肝糖原:短时间大强度运动时,肝糖原大量分解释放入血;长时间高强度运动时,肝糖原释放总量逐渐减少,糖异生增加;长时间低强度运动时,肝糖原释放先快后慢。

(2)运动与肌糖原:低强度运动至力竭时,肌糖原下降很少,仅为15%;中等强度运动至力竭时,肌糖原消耗80%~95%,消耗量最大;大强度运动至力竭时,肌糖原消耗速率最大,由于强度大、时间短,肌乳酸快速增多,抑制了糖酵解进行,使肌糖原消耗亦少,仅下降25%。

(3)运动与血糖:安静状况下,骨骼肌摄取血糖的量不多;运动时,骨骼肌吸收和利用血糖增多,其数量与运动强度、持续时间和运动前肌糖原储量有关。运动可以加速糖的消耗,降低血糖,减少糖在体内的储积。中等强度的规律运动是治疗糖尿病的有效方法。

2. 运动与脂肪代谢 脂肪可分成真脂和类脂两大类。真脂是由脂肪酸和甘油构成的甘油三酯(脂肪),类脂主要是磷脂和胆固醇等。脂肪是机体内重要的储能物质,它的主要作用是氧化供能。运动能够增强脂肪代谢,加强能量消耗,减少过多的脂肪堆积。同时,运动能够升高高密度脂蛋白浓度和降低低密度脂蛋白浓度,促进胆固醇从周围组织转运回肝脏,消除周围组织包括动脉壁的胆固醇沉积,这对防治动脉粥样硬化以及心脑血管疾病具有非常重要的作用。

3. 运动与蛋白质代谢 在体内肌糖原储备充足时,蛋白质供能仅占很小一部分。长时间低强度持续运动时,蛋白质供能的占比将会上升,主要通过糖异生的途径。长时间运动时,氨基酸异生为糖可维持血糖稳定,氨基酸的直接被氧化和促进脂肪酸的被氧化利用,对维持运动能力具有重要作用。

(四)运动与激素

激素是内分泌细胞分泌的经体液传递信息的生物活性物质,是控制人体物质代谢和生理功能的重要因子。激素通过调节各种组织细胞的代谢活动来影响人体的生理活动,运动对内分泌激素具有十分重要的影响。

1. 生长激素 生长激素具有广泛的生物活性,它促进糖原分解、脂肪分解及蛋白质的合成。生长激素的数量对人的生长发育起到关键作用,持续 40 分钟左右的中等强度运动可增加血浆生长激素的分泌。

2. 甲状腺素 甲状腺分泌两种与碘结合的激素,即四碘甲状原氨酸(T_4)和三碘甲状原氨酸(T_3)。T_4可提高所有细胞的代谢率,促进糖和脂肪的分解代谢。运动过程中游离 T_4 升高,可使体温升高,并使某些激素与蛋白质的结合方式发生改变。

3. 促甲状腺素 促甲状腺素调节甲状腺分泌甲状腺激素的量,运动可以使促甲状腺素水平增高。

4. 儿茶酚胺 运动强度≥60%×最大摄氧量时,血浆儿茶酚胺浓度随着运动强度的增大和运动持续时间的延长而升高。运动中儿茶酚胺分泌增加有利于血流合理分布,提高心肌收缩力,促进糖原分解和脂肪分解。

5. 胰岛素　运动可以提高机体对胰岛素的敏感性,降低胰岛素抵抗,从而提高机体对葡萄糖的利用率,降低血糖水平。

6. 肾上腺皮质激素　肾上腺皮质受脑垂体促皮质激素刺激而分泌激素,其分泌的激素根据其功能可分为盐皮质激素、糖皮质激素和性激素。

(1)盐皮质激素:运动时由于交感神经兴奋使肾血管收缩,促使肾分泌肾素,肾素又刺激产生另一种激素——血管紧张素,血管紧张素可刺激肾上腺皮质分泌醛固酮。

(2)糖皮质激素:皮质醇是肾上腺皮质分泌的主要糖皮质激素,它的主要作用是调节能量代谢。运动可以提高皮质醇分泌水平(常随运动强度增大而增高)。

(3)性激素:运动可以提高睾酮水平,但在长期剧烈运动后,睾酮水平可降低至安静水平以下。

三、肌肉运动学

(一)肌肉分类

肌肉可以分为骨骼肌、平滑肌和心肌。骨骼肌是附着在骨骼上的肌肉,是人体运动的动力器官,通过分散应力、吸收震荡而保护骨骼。骨骼肌按照形状可以分为长肌、短肌、扁肌、轮匝肌等,按照功能可分为动力肌和稳定肌。动力肌主要为运动提供动力,稳定肌主要维持关节的稳定性,一般长肌多为动力肌,短肌多为稳定肌。

(二)肌纤维类型

一般将肌纤维分为三种类型:Ⅰ型或慢氧化型纤维,又称红肌,收缩和舒张的时间长,比较抗疲劳。Ⅱ型纤维可分为Ⅱa、Ⅱb型两种,又称白肌。肌肉低强度反复收缩时,线粒体的数量增多且质量提升,能量释放酶和电子传送能力提高;同时,肌纤维稍有增粗,以红肌纤维改变为主,使肌肉的耐力增加。进行力量运动时,肌肉横截面积增大,以白肌纤维为主,蛋白质合成能力增强,分解减少,线粒体数量相对减少,无氧代谢能力增强,肌肉单位时间内的爆发力增大。例如,优秀短跑运动员的肌肉具有高比例的Ⅱ型纤维,长跑运动员具有高比例的Ⅰ型纤维。

(三)肌肉特性

肌肉具有物理特性和生理特性。物理特性包括伸展性、弹性和黏滞性,生理特性包括兴奋性、传导性和收缩性。

1. 物理特性

(1)伸展性:肌肉放松,在外力作用下可被拉长。

(2)弹性:被拉长的肌肉在外力解除后,恢复到原来的长度。

(3)黏滞性:肌肉收缩和舒张的过程中,肌肉内部结构之间相互摩擦产生的阻力。肌肉的黏滞性受温度的影响,温度升高时,黏滞性下降。

2. 生理特性

(1)兴奋性:骨骼肌是可兴奋组织,具有对刺激产生兴奋的能力。

(2)传导性:骨骼肌细胞肌膜兴奋后,以动作电位形式沿着肌膜传遍整个细胞膜,并迅速传导到肌细胞深处。

(3)收缩性:肌肉受到刺激产生兴奋后,即产生肌细胞的收缩反应。

（四）肌力

肌力是指肌肉收缩时所表现出来的能力，以肌肉最大兴奋时所能负荷的重量来表示。影响肌力的因素主要有以下四个方面。

1. 肌肉的生理横断面 肌由肌纤维组成，垂直于肌纤维的横断面的总和称为肌肉的生理横断面。一般来说，肌肉的生理横断面越大，产生的肌力越大。

2. 肌肉的初长度 指肌肉收缩前的长度。当肌肉被牵拉至静息长度的 1.2 倍时肌力最大。

3. 肌肉的募集 肌肉收缩时同时被激活的运动单位的数量反映肌肉的募集状态。肌肉募集受中枢神经系统功能状态的影响，当运动神经发出的冲动强度增大或频率增加时，被动员或激活的运动单位也增多。参与收缩的运动单位数量越多，肌力越大。

4. 肌纤维走向与肌腱长轴的关系 通常肌纤维走向与肌腱长轴一致，但在一些较大的肌肉中，部分肌纤维可与肌腱长轴成角，形成羽状连接。这种羽状连接成角越大，可募集的肌纤维越多，产生的肌力也越大。如腓肠肌等快缩肌具有较强大的收缩力，而比目鱼肌等慢缩肌的肌纤维与肌腱的连接很少成角，可募集的肌纤维较少，肌力相对较低，但肌收缩时间则较为持久。

（五）肌肉收缩形式

肌肉的收缩形式包括等张收缩、等长收缩和等速收缩。

1. 等张收缩 一种动态的收缩。肌肉收缩时，张力保持恒定，长度发生变化。等张收缩分为向心性收缩和离心性收缩。

（1）向心性收缩：肌肉收缩产生的肌力大于外加阻力时，肌纤维的长度缩短，肌的起止点相互靠近，如上楼梯时股四头肌做向心性收缩。

（2）离心性收缩：肌肉收缩产生的肌力小于外加阻力时，使肌纤维被动延长，肌的起止点相互远离，如下楼梯时股四头肌做离心性收缩。

2. 等长收缩 一种静态的收缩，肌肉收缩时，长度不变，张力发生变化。等长收缩又称为静力性收缩。日常生活中坐、站与蹲等姿势都是静力性收缩。

3. 等速收缩 在整个关节活动范围内一部分骨骼肌以恒定的速度进行最大的收缩。等速收缩不是骨骼肌的自然收缩形式，需要通过专门的仪器才能实现。

（六）肌肉协同关系

肢体的动作需要多块肌肉或多个肌群协同工作才能完成。按照肌肉所起的作用，肌肉可分为原动肌、拮抗肌、固定肌及中和肌。

1. 原动肌 直接完成某动作的肌群。其中起主要作用的称主动肌，协助完成动作或仅在动作的某一阶段起作用的称副动肌。如屈肘动作中肱二头肌、肱肌、肱桡肌和旋前圆肌是原动肌，其中肱二头肌、肱肌是主动肌，肱桡肌和旋前圆肌是副动肌。

2. 拮抗肌 与原动肌功能相反的肌群。原动肌收缩时，拮抗肌协调地放松，以保持关节活动的稳定性及增加动作的精确性。如屈肘动作中肱三头肌和肘肌是拮抗肌。

3. 固定肌 将原动肌定点所附着的骨固定起来的肌群。如做前臂弯举动作时，肩关节周围的肌必须固定肱骨，才能更好地完成这一动作，这时肩关节周围固定肱骨的肌就是固定肌。

4. 中和肌　限制或抵消原动肌收缩时所产生的一部分不需要的动作的肌肉称为中和肌。如斜方肌除了可使肩胛骨内收外,还能使它上旋;而做扩胸运动时,只要求肩胛骨内收,不要求上旋,为抵消斜方肌的上旋作用,菱形肌和胸小肌参与工作,使斜方肌充分发挥肩胛骨内收的功能。

四、骨关节运动学

骨连接分为直接连接和间接连接,直接连接包括纤维连接、软骨连结和骨性结合;间接连接又称为关节,是运动的枢纽。

(一)关节结构

关节的主要结构包括关节面、关节囊和关节腔。每个关节至少包含两个关节面,凸面为关节头,凹面为关节窝。关节表面覆盖关节软骨,有润滑、减震、分散压力、减小摩擦和保护关节面的作用。关节囊由关节周围的结缔组织构成,含丰富的血管和神经,能够分泌滑液,润滑关节。关节腔是关节囊和关节面之间密闭的腔隙,内含关节液,关节腔内呈负压,使关节贴合紧密,具有一定的稳定关节的作用。关节的辅助结构包括韧带、关节内软骨、关节唇、滑膜襞和滑膜囊,对维持关节稳定、增加关节营养和减小关节摩擦有重要作用。

(二)关节分类

关节有很多种分类方法,按照关节面不同的形状可以分为平面关节、球窝关节、车轴关节、椭圆关节、鞍状关节、滑车关节、杵臼关节等。按照运动轴数目,关节可分为单轴关节、双轴关节和多轴关节。按照构成关节骨数量,关节可分为单关节和复关节。按照关节的运动方式,关节可分为单动关节和联合关节。不同结构的关节具有不同的稳定性和灵活性,越灵活的关节稳定性越差。

(三)关节基本运动形式

关节基本运动形式主要有屈伸、内收外展、旋转和环转。

1. 屈伸　关节在矢状面绕冠状轴的运动。关节的两骨之间角度减小或相互接近为屈,反之为伸。

2. 内收与外展　关节在冠状面绕矢状轴的运动,即肢体接近正中矢状面的运动为内收,反之为外展。如手指向中指中轴靠拢称为内收,离开中轴称为外展。

3. 旋转　关节在水平面绕垂直轴或自身纵轴的运动。向内或向前为内旋,反之为外旋。

4. 环转　以骨的近端为支点做旋转运动,远端以此支点做圆周运动。

(四)影响关节运动的因素

1. 关节面面积差　关节面面积差越大,关节的运动幅度越大,反之越小。

2. 关节囊的厚薄与松紧　关节囊较薄而松弛,关节活动范围越大,反之越小。

3. 关节周围韧带　关节周围韧带越多越强,关节的稳定性越好,关节运动的幅度越小,反之运动幅度大。

4. 关节周围的骨性突起　关节周围的骨性突起常常阻碍关节的运动。

5. 关节周围肌肉的伸展性和弹性　关节周围肌肉的伸展性和弹性越大,关节的活动范围就越大,反之越小。

6. 年龄　儿童的柔韧性好,关节活动范围大,随着年龄的增加,柔韧性下降,关节活动范围减小。

（五）运动链

运动链是指人体三个或三个以上环节通过关节连接而组成的复合链。如一侧的上肢或下肢可看作一条长链，每一关节为一链扣。运动链可分为开放运动链与闭合运动链。

当肢体远端处于游离状态时，我们称之为开放运动链。此时可以随意活动某一关节或同时活动几个关节。在日常生活活动中，人体上肢运动大多为开放运动链形式。如通过哑铃弯举进行肱二头肌训练时，肘部固定，手握哑铃做肘关节屈伸运动。当肢体远端处于闭合状态时，我们称之为封闭运动链，此时不能独立活动某一关节，只能是多关节的协调活动，如下蹲时，必须同时活动髋关节、膝关节与踝关节。

在康复治疗中，可联合使用开放运动链与闭合运动链，帮助患者解决功能障碍。在神经系统康复治疗中，可以根据需要，选择训练较强的肌群、关节来带动较弱的肌群、关节而进行开闭运动链运动。

第二节　神经生理学基础

神经系统是机体内起主导作用的系统，分为中枢神经系统和周围神经系统两大部分。中枢神经通过周围神经与人体其他器官、系统发生极其广泛而复杂的联系，使人体各项功能都直接或间接地处于神经系统的调节控制之下。因此，神经系统的损伤必然导致人体功能障碍。全面了解神经发育及其功能恢复的规律，对康复治疗具有至关重要的指导意义。

一、神经发育

（一）中枢神经系统的发育

1. 中枢神经的发育机制

（1）神经的诱导：在胚胎发育中，一部分细胞在一定时期对其邻近的另一部分细胞产生影响，决定后者分化方向，这种作用称作诱导。在胚胎发育时期，诱导作用是一个普遍现象，神经的发育也与诱导作用密切相关。诱导既可产生于细胞间的直接接触，也可由组织产生的一些生物活性物质介导。这些物质形成的浓度梯度，影响了组织的定向分化和形态发生。神经的诱导包括原发性诱导和次发性诱导。前者是中胚层向外胚层释放神经化因子，使神经组织从其他组织中分化出来；后者是中胚层向外胚层释放中胚层化因子。中胚层化因子的浓度差决定了中枢神经系统的区域分化，其结果是中胚层的前部、中部和后部分别发育为前脑、中脑及后脑和脊髓。

（2）神经元的分化：细胞分化是指细胞之间逐渐产生稳定性差异的过程。其本质是由前体细胞逐渐发展成具有不同形态结构、生理功能和生化特征的终末细胞。与其他细胞和组织一样，神经元也是由胚胎干细胞分化而成的。在发育过程中，细胞分化伴随着细胞的增殖不断深入。神经生长因子（nerve growth factor，NGF）在神经元的分化发育中起到重要作用，它能促进神经元有丝分裂，能对神经元的进一步分化产生影响，还能引导神经纤维的生长方向。

（3）神经元的迁移：神经系统的发育从神经干细胞的增殖、分化开始，然后迁移到特定位置，最后形成正确的网络连接。在这个过程中，神经元的迁移是神经系统发育过程中的一个重要步骤。神经元通过迁移到达特定位置，聚集成核团或形成分层结构，为形成正确的神经回路做好准备。神经元的迁移既可发生在胚胎时期，也可发生在出生后。前者以室管膜区刚成熟的神经元迁移为代表，这一过程与大脑皮质、脊髓背角分层等有关，后者如小脑颗粒细胞从外颗粒层迁往内颗粒层、前脑亚室管膜层，神经元经头端迁移至嗅球成为中间神经元等。根据迁移过程中神经元与胶质细胞的相互作用，迁移可分为两类，一是由胶质细胞导向的迁移，二是不依附于胶质细胞的迁移。在无胶质导向的迁移中，迁移途径内有一些导向分子促进迁移，而在途径外围有排斥迁移的物质，从而实现定向迁移。在由胶质导向的迁移中，神经沿着胶质细胞做类似阿米巴样运动的"爬行"，胶质细胞本身会对迁移进行引导。近来的研究发现，导向分子在这个过程中也发挥着作用。

（4）神经元的增殖和凋亡：在神经系统的发育过程中，细胞的增殖和凋亡贯穿始终。前者是细胞通过分裂而使数量增多，这个过程往往伴随着分化；后者是部分细胞在预定的时期主动死亡，又称为程序性细胞死亡。增殖和凋亡的动态平衡保证了细胞向特定组织和器官的分化。

2. 中枢神经的发育过程　神经系统是人体发育最早、最迅速的系统，它起源于胚胎时期的神经管和位于神经管两侧的神经嵴。神经管分化为中枢神经系统，其头端最终发育成脑，尾端发育成脊髓。人在出生时，脑重 350～400 g，已具备了成人脑所具备的沟回，脑细胞数量约 140 亿个，也与成人相同，但沟回比成人浅，且神经元的轴突与树突形成不足，髓鞘化不完善，尚未形成大脑各区间复杂的交织，此时的运动呈总体性，缺少精细动作。到 2 岁左右，脑重量约为成人脑重的 75%，此后脑在"量"上发育趋缓。因此 2 岁前是脑发育最快最关键的时期。但这期间由于大脑皮质椎体束发育尚未成熟，一些运动功能由皮质下区进行调节和控制，因此大脑病变时常不易发生运动功能的改变，导致脑部疾病难以被及时发现。到 6 岁左右，大脑半球的神经传导通路几乎都已髓鞘化，大脑皮质各区间增加了暂时联系的可能性，分化作用也大大加强，运动变得快速、正确，条件反射也已较稳定而巩固。8 岁左右，大脑增重到 1300 g，接近成人的脑重，同时神经元体积增大，细胞分化基本完成（表现为神经元的突起分支变得更密，出现了许多新的神经通路），使儿童的运动更加准确、协调，同时，行为变得更加有意识，但此时儿童对第二信号系统（语言和文字）的反应尚未完善，而且抽象思维能力差。此后，直到成年，联络神经元的结构、皮质细胞的结构和功能仍在快速地发展和形成，儿童的抽象思维能力得到完善，大脑功能逐渐成熟。小脑在 1 岁内发育很快，到 3 岁时小脑已基本与成人相同，能够维持身体的平衡和运动的准确性。脊髓在出生时已发育得比较成熟，其下端达第 3 腰椎水平（成人在第 1 腰椎水平上），4 岁时达第 1～2 腰椎水平。

（二）周围神经系统的发育

周围神经系统由胚胎时期的神经嵴演化而成，它联络于中枢神经和其他各系统、器官之间，主要功能是传导神经冲动。分类上，按其连接部位，周围神经系统可以分为脑神经和脊神经；按其所支配器官的性质，周围神经系统可分为躯体神经和内脏神经（自主神经）；按其髓鞘化程度，周围神经系统可分为有髓鞘和无髓鞘两种，除自主神经的节后纤维无髓鞘以外，其余均有髓鞘。脑神经共有 12 对，主要支配头面部器官的感觉和运动，多在出生后 3 个月左右基本完成发育，但神经的髓鞘化依神经种类不同而有所差异。如听觉系统神经纤维在胎儿第 6 个月时开始髓鞘化，但其过程缓慢，直到 4

岁还未完成。相反,视觉神经纤维直到出生前才开始有髓鞘形成,但以后的发育非常迅速。脊神经共有 31 对,从胎儿 5～6 个月开始形成,2 岁左右进入髓鞘形成阶段,4 岁时已相当成熟,以后仍在缓慢髓鞘化直至成年。由于婴儿时期神经纤维髓鞘形成不全,故兴奋传导易波及邻近神经而引起泛化现象。

> **知识拓展**
>
> **神经元的分类**
>
> 　　根据突起数目的不同,神经元可分为三类。
>
> 　　1. 假单极神经元　脊神经节内的神经元多属此类。这种神经元的胞体先伸出一个突起,它在离开胞体不远处,又分为两支,一支进入中枢,称中枢突,另一支分布到其他组织和器官,称周围突。
>
> 　　2. 双极神经元　从胞体两端各发出一个突起,一端为树突,另一端为轴突,如耳蜗神经节内的神经元属于此类。
>
> 　　3. 多极神经元　有一个轴突和多个树突,是数量最多的一种神经元,脑和脊髓内的绝大多数神经元均属此类,如脊髓前角运动神经元和大脑皮质锥体细胞等。

二、 运动功能的发育

运动功能发育是极具规律的。中枢神经系统患病(如偏瘫、小儿脑瘫等)后,运动功能恢复也遵循这些规律,虽然其过程不像最初时那样一成不变,但对这些疾病的康复同样具有十分重要的指导意义。

(一)运动功能发育的一般规律

1. 先头后尾　运动功能自头端向足端发育,按抬头→翻身→坐→爬→站→走这一趋势逐渐成熟。上肢的有意识运动也早于下肢。

2. 先泛化后集中　由全身性的、泛化的动作逐渐发育成局部的、准确的动作。如 1～2 个月的小儿,若将其脸用手帕盖住,则小儿表现为全身乱动,到 5 个月时,小儿可表现为双手向脸部乱抓,但不一定能拉下手帕,而到 8 个月时,即能迅速而准确地拉掉手帕。

3. 先粗大后精细　粗大动作的发育先于精细动作,如抬头、翻身、起坐等动作的出现早于手指的抓、捏等精细动作。

4. 从近到远　协调运动先出现于离身躯近的肌群,而后发展到远端。如上肢的协调运动最早出现在肩部,随后是肘、腕、手的动作,最后才发育成熟。

5. 先"正"后"反"　如抓握、站起、往前走、上楼梯等动作的成熟先于放下、坐下、停步和倒走、下楼梯等。

(二)小儿运动功能的发育

1. 全身粗大运动功能的发育　在出生的最初 1～2 周几乎没有自发的全身运动,全身呈屈曲优势位,头可略向两侧移动,拇指握在掌中。2～3 个月会抬头,仰卧位时上肢能缓慢举起。4～5 个月能在俯卧位时用上肢支撑上半身,并保持头部垂直,能伸手抓物。6～7 个月能熟练地翻身,能独坐起。8～9 个月开始会爬。10 个月左右能完成仰卧→俯卧→坐位的体位改变,能扶站。11 个月左右能独自站立。1 岁左右能扶走,平衡能力开始有较快的提升。13～15 个月会独走。1 岁半能比较平稳地走路,能独自上下楼梯。2 岁左右开始跑。

2. 精细运动功能的发育　精细运动的发育以上肢为代表,上肢精细运动又以手指功能的发育为代表。将手伸向物体、抓住物体再放开物体是最主要的形式。抓握动作最初是全手掌和全手指的抓握,随后发展成拇、食、中指的捏拿,然后是拇、食指的拈拿。2 岁以后能逐步独立使用手指。

3. 知觉运动功能的发育　学习是知觉运动发育的主要方式。知觉是在感觉的基础上,通过思维、记忆(尤其过去的经验)等高级神经活动的参与形成的对外界的整体认识。感觉按照视觉、触觉、本体感觉、听觉的顺序发育。较早能观察到的知觉运动是眼手的协调运动,在 2 月龄左右出现,表现为将手伸向物体,7 月龄左右能顺利完成对目标的伸手和抓握,标志着视觉和本体感觉参与的知觉运动的形成,但还不完善和完整,需要通过学习来逐步健全。康复中可以通过训练来提高知觉运动水平,以改善动作和行为,提高智商等。

三、 运动的控制

神经系统对运动实行分级控制。脊髓是躯体运动控制的最基本中枢,脊髓水平的牵张反射是随意运动的基础;运动的最高位中枢是大脑皮质运动区,它通过锥体系和锥体外系对各种躯体运动进行控制和调节。

(一)大脑皮质运动区

Brodmann 分区系统将大脑皮质分为 52 个区,其中,能引起肌肉运动的区域称为运动区,中央前回(4 区、6 区)是主要的运动区(图 3-1)。

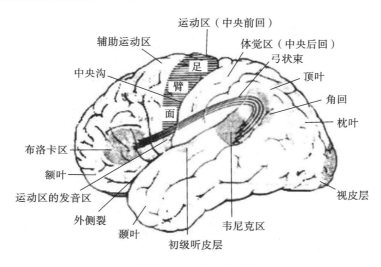

图 3-1　大脑皮质运动区

运动区有下列功能特征。

(1)交叉性支配:一侧皮质主要支配对侧躯体的肌肉。但头面部肌肉的支配多数是双侧性的。

(2)具有精细的功能定位:一定部位皮质的刺激引起一定肌肉的收缩。

(3)代表区的大小与功能呈正相关:运动越精细、复杂的肌肉,其代表区越大,如手与五指所占的区域几乎与整个下肢所占的区域大小相等。

（4）倒置分布：下肢代表区在顶部，上肢代表区在中间部，头面部肌肉代表区在底部，但头面部代表区内部的分布仍为正立而不倒置（图3-2）。

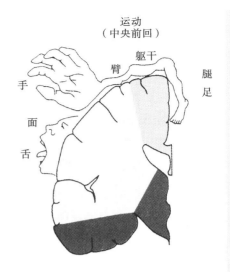

运动
（中央前回）

图 3-2 皮质运动区示意图

（二）运动传导通路

1. 锥体系 由大脑皮质发出并经延髓锥体而后行达脊髓的锥体束（皮质脊髓束）和由大脑皮质发出抵达脑神经运动核的皮质脑干束。两者都是上运动神经元向下传递信号至控制肌肉活动的下运动神经元的最直接通路。其功能在于发动随意运动，调节精细动作，保持运动的协调性。

锥体系的任何部位损伤都可以引起所支配骨骼肌的随意运动障碍，进而出现瘫痪。上运动神经元，如大脑皮质的躯体运动中枢锥体束受损伤时，引起中枢性瘫痪，表现为腱反射亢进，肌张力增强，出现病理反射等。下运动神经元，如前角运动细胞、脑干躯体运动核、脊神经、脑神经等受损伤时引起周围性瘫痪，表现为深、浅反射均消失，肌张力减弱或消失，肌肉萎缩等。中枢性瘫痪和周围性瘫痪表现的区别见表 3-1。

表 3-1 中枢性瘫痪和周围性瘫痪表现的区别

项　　目	中枢性瘫痪 （硬瘫、上运动神经元麻痹）	周围性瘫痪 （软瘫、下运动神经元麻痹）
损伤部位	皮质运动区或锥体束	脊髓前角运动神经元或运动神经
瘫痪范围	广泛	局限
肌张力	增强或减弱（脑损伤软瘫期、脊髓休克期）	减弱或消失
腱反射	增强	减弱或消失
浅反射	减弱或消失	减弱或消失
病理反射	阳性	无
肌萎缩	不明显	明显
反射弧	完整	破坏
运动功能	控制障碍	肌力不足
典型代表	脑卒中、脑外伤、小儿脑瘫、脊髓损伤	周围性面瘫、脊髓灰质炎

2. 锥体外系 锥体系以外的控制骨骼肌活动的传导通路，包括"皮质-新纹状体-苍白球系"和"皮质-脑桥-小脑系"。锥体外系的作用主要是在大脑皮质的控制下调节肌张力，维持和调整身体姿势，控制习惯性和节律性动作。如步行时双臂摆动、面部表情动作、某些防御性反应等。其损伤会引起自主运动障碍、肌张力改变、运动缓慢等，表现为舞蹈样动作、手足徐动、震颤等。

锥体系和锥体外系都是大脑皮质调节骨骼肌活动的途径，是不可分割的统一体。临床上，对于皮质损伤引起的运动障碍，很难分清是锥体系还是锥体外系的功能障碍所致。前述中枢性瘫痪实际上是两者共同损伤的结果。

（三）随意运动的机制

随意运动是通过学习获得的，能按照个人的意志进行控制。皮质没有专门的随意运动控制区，皮质的不同部位在随意运动的调节上起着不同作用。一般认为，脑干网状结构和边缘系统产生随意运动的动机；运动关联区、基底节及丘脑负责运动的设计；大脑运动区、小脑、脑干、感受器等负责运动的启动和监控。引起随意运动各部分之间的联系是暂时的，因此随意运动的方式很多，不像反射一样一成不变，这使其具有了高度灵活性和可塑性。但是这种暂时也可以加以"固化"，随意运动还会随着动作的反复进行而越来越熟练，逐渐使各动作可以无意识、自动地完成，如使用键盘打字，最初是双眼紧盯、逐键敲击，经过反复训练后即便不看键盘，也能流利地输入。

（四）异常运动的控制

1. 与异常运动有关的因素

（1）认知与知觉障碍：这些障碍会妨碍患者的再学习和再训练，还能使患者不能采取恰当的运动或运动计划紊乱。在知觉和认知障碍持续的情况下，运动功能的恢复是十分有限的，它们的存在与否及严重程度是判断患者运动功能预后是否良好的重要指标。

（2）关节活动度减小：中枢神经系统损伤导致的制动，会使患者出现肢体挛缩、关节活动度减小，长期制动还可能导致肌肉被结缔组织替代，出现肌肉萎缩、关节僵硬。关节挛缩还可能导致运动模式改变，出现不正确的运动和姿势。

（3）肌力低下：肌力低下或无力会导致肌肉不能正常收缩，不能发生运动或不能使运动协调和控制姿势。肌力低下可能由上运动神经元病变激发对下运动神经元的异常抑制，脊髓运动神经元突触传递发生变化，或肌纤维与神经肌肉接头的结构与功能发生变化等引起。

（4）感觉障碍：运动觉和其他感觉障碍会使患者难以协调和维持肌肉收缩，使运动的发动和速度缓慢，缺乏效率和准确性。感觉障碍也是判断运动功能恢复的一个重要指标。

（5）适应性降低：中枢神经系统的病损会使患者难以根据环境改变而对运动进行适当的控制，这种障碍不仅削弱了运动的目的性和选择性，使患者在进行日常活动时显得缺乏自主性，还使得他们难以执行精细的动作控制。患者甚至可能会出现姿势不稳和动作异常的现象。

（6）肌张力异常：肌张力是维持身体各种姿势以及正常运动的基础，异常的运动模式多与肌张力的异常有关。当肌张力低下时，肌肉松弛，收缩无力；肌张力增高时，运动阻力增大，出现异常的姿势和运动模式，动作僵硬刻板。

肌张力低下常见于周围运动神经损伤和脊髓休克时。后者是脊髓因损伤突然与高位中枢离断后暂时丧失活动能力而进入无反应状态，表现为损伤平面以下的脊髓所支配的骨骼肌张力降低甚至消失，这种现象持续数周至数月，之后表现为中枢神经系统损伤典型的"硬瘫"。中枢神经系统损伤都有类似脊髓休克的表现，如脑卒中在最初的阶段也表现为"软瘫"。

肌张力升高表现为强直或痉挛。强直是原动肌和拮抗肌同时收缩，无论运动的速度、方向、幅度、肌肉当时的收缩状态如何，都会遇到相同的阻力，是静态牵张反射的易化，被动运动患肢时如同折铅管，其阻力一般比痉挛者小。痉挛时肌肉对被动运动的阻力增大，而且阻力大小与运动速度有关，运动速度大的阻力较大。此外，在脑卒中的康复中，痉挛还指过度活跃的牵张反射，其表现为上肢处于屈曲姿势、下肢处于伸展姿势，相互拮抗的肌肉过度协同收缩，以及刻板的运动协调。

2. 常见的异常运动模式

（1）原始姿势反射：正常情况下，姿势反射受到高位中枢的抑制而不会单独明显地表现出来，但在高位中枢，尤其是皮质受损时即被释放，而且被夸张地表达。

（2）联合反应：较原始的、异常的张力性反射。联合反应表现为健侧肢体或身体其他部分有力（抗阻）、随意的运动，会诱发患侧肢体的肌张力增大或不自主的运动。联合反应常在偏瘫的痉挛期出现。痉挛越严重，联合反应越明显、越持久，其持续时间比健侧肢体的运动时间长，在健侧肢体停止运动后才逐渐消失。

联合反应的表现呈规律性。

①上肢联合反应表现为对称性：患侧出现的运动类型与健侧相同，健侧屈曲会引起患侧屈曲，健侧伸展会引起患侧伸展。

②下肢的联合反应表现为反向性：患侧出现的运动类型与健侧相反，健侧屈曲引起患侧伸展，健侧伸展引起患侧屈曲。

③上、下肢之间的联合反应表现为同侧对称：上肢屈曲引起下肢屈曲，上肢伸展引起下肢伸展。

另外，躯干肌肉的强力收缩也会引起联合反应，如咳嗽、打喷嚏时。

（3）共同运动：中枢神经系统受损后，对低级中枢的控制减弱，肢体伸肌与屈肌在功能上的交互抑制失去平衡，不能随意地、有选择地控制运动所需的不同肌群，而出现的异常、固定、刻板的运动模式。共同运动表现为肢体在做随意运动时不能做出单个关节的分离运动，只能多个关节同时运动。共同运动可以分为屈肌共同运动和伸肌共同运动两大类（表3-2）。

表 3-2 共同运动的基本模式

部　　位		屈肌共同运动	伸肌共同运动
上肢	肩胛带	回缩、上提	伸展、前伸
	肩关节	后伸、外展、外旋	前屈、内收、内旋
	肘关节	屈曲	伸展
	前臂	旋后（有时旋前）	旋前
	腕关节	屈曲	伸展
	手指	屈曲	伸展
下肢	骨盆	上提、后缩	—
	髋关节	屈曲、外展、外旋	伸展、内收、内旋
	膝关节	屈曲	伸展
	踝关节	背屈、外翻	跖屈、内翻
	趾	伸展（背屈）	屈曲（跖屈）

上肢屈肌的共同运动可以由对侧健康肘关节的抗阻屈曲引起，其中患侧肘关节的屈曲动作最为显著且最早出现，而肩外展、外旋的动作出现最晚。上肢伸肌的共同运动可以由对侧健康肘关节的

抗阻伸展来诱发，其中胸大肌的收缩表现最为显著，具体表现为肩部的内收伴内旋；相比之下，肘关节的伸展动作则表现得相对较弱。因此，偏瘫患者的上肢典型姿势是肘屈曲、肩内收、前臂旋前。

下肢屈肌的共同运动可由健侧踝关节的抗阻跖屈引起，其中，髋关节的屈曲最为显著。下肢伸肌的共同运动可由健侧踝关节抗阻背屈引起，其中，膝关节的伸直、髋关节的内收、踝关节的跖屈最为显著。

四、 神经系统的损伤和功能代偿

神经系统的损伤可由多种致病因素引起，如外伤、感染、中毒、缺血、营养缺乏、肿瘤以及先天性因素等。长期以来，对于中枢神经系统损伤后的功能恢复一直持悲观态度，认为神经是"不可再生"的。但随着研究的深入，越来越多的证据表明中枢神经系统损伤后具有重新恢复结构和功能的能力，即能在一定程度上再生。这样的实例很多，一个典型的例子是，患者在切除了一侧大脑半球后仍然能够维持基本的运动功能、整体感觉以及一般的社交互动能力。此外，还有因疾病导致锥体束受损高达93％的患者，通过康复训练，最终不仅恢复了日常生活自理能力，还能够重返工作岗位，进行全日制的工作。人们提出了很多理论来解释这些中枢神经系统损伤后功能恢复的现象，其中最主要的是可塑性理论。

（一）神经系统的损伤

1. 神经系统病理反应的特殊性 神经系统是生命活动的中枢，因中高度分化的组织构成而在解剖、生理上比较特殊，因此，在病理方面和其他器官（如肺、胃等）有着不同的规律。

（1）病变定位和功能障碍之间的关系密切：例如一侧大脑中央前回损伤导致对侧肢体偏瘫，尺神经损伤会导致小指和无名指尺侧感觉功能障碍等。

（2）对小病灶易感：即便是很小的病灶都可导致功能障碍，而肺、骨等器官发生小灶性病变不一定会影响其功能。

（3）相同的病变发生在不同部位，可出现不同的表现及后果：如额叶前皮质区（联络区）的小梗死灶症状较轻，而如发生在延髓则可能致命，所以病变的定位常作为诊断的依据。

（4）某些解剖生理特征具有双重影响：如颅骨既具保护作用，同时又是引起颅内高压和脑疝的重要因素。

2. 神经系统的一般病理 神经系统由神经元和神经胶质组成。神经元是一种高度分化的细胞，是神经系统的基本结构和功能单位。它具有感受刺激和传导兴奋的功能，由胞体和突起两部分构成，突起根据形状和功能又分为树突和轴突。神经胶质数目较神经元多，突起无树突、轴突之分，胞体较小，不具有传导冲动的功能，对神经元起着支持、绝缘、营养和保护等作用，终生具有分裂增殖能力。

（1）直接损伤：神经元对损伤的病理反应一般都属于退行性变的范畴，出现变性萎缩或坏死。神经元对于缺氧、中毒、感染等急性损伤，表现为细胞核固缩，胞体缩小变形，胞质尼氏体消失，随着细胞坏死后酶性分解过程的发展，最终溶解和消失。慢性病变表现较特殊，如单纯性萎缩、神经元纤维的缠结、神经元胞质中出现特殊的包涵体（如路易小体）等。神经元的轴突损伤后会发生以下反应。

①轴突变性：表现为近、远端肿胀，断裂、崩解、被吞噬细胞吞噬消化，近端随后再生并向远端

延伸。

②髓鞘脱失：髓鞘崩解形成脂质和中性脂肪。

③周围神经断端远侧施万细胞反应性增生，而在中枢神经系统则为少突胶质细胞增生，两者均参与再生轴突的重新髓鞘化过程。

④损伤引起 Ca^{2+} 内流，进而引发神经毒性反应，可导致损伤程度的进一步加重。

⑤与受损神经元有突触连接的神经元也将变性。

（2）继发损伤：神经系统损伤时，除损伤区域的神经组织直接受损外，还会继发引起一系列损伤。脑卒中引起的缺血、缺氧，继发神经元细胞膜改变，引起 Ca^{2+} 大量内流，从而加重脑损伤。脊髓损伤中由于轴突断裂会逆行性引起灰质神经元的损伤和白质的上、下行纤维出现典型的华勒变性。周围神经损伤后，远端轴突发生沃勒变性，近端神经纤维也发生溃变。

（3）神经系统的再生：成人中枢神经系统，无论是神经元和轴突都缺乏有效的再生，再髓鞘化基本不发生；周围神经系统在损伤部位离作用器较近或瘢痕形成不严重的情况下可出现轴突再生，脱髓鞘可修复，并可使功能得以恢复。

3. 中枢神经系统损伤后的常见并发症 中枢神经系统疾病最常见最重要的并发症是颅内压增高、脑水肿和脑积水，三者可合并发生，互为因果，其后果比原发病更严重，常可导致死亡。

（1）颅内压增高及脑疝形成：侧卧位的脑脊液压超过 2 kPa（正常为 0.6～0.8 kPa）即为颅内压增高，任何引起颅内容物体积增加的病变都可以引起。常见的原因有脑出血和血肿形成（如创伤、高血压脑出血等）、脑梗死、肿瘤、炎症（如脑膜脑炎、脑脓肿等）等。临床表现有头痛、呕吐、意识障碍等，严重的可致死亡。颅内压增高可引起脑移位、脑室变形，使部分脑组织嵌入颅脑内的分隔（大脑镰、小脑天幕）和颅骨孔道（如枕骨大孔等），导致脑疝形成。常见的有扣带回疝、小脑天幕疝、枕骨大孔疝等。

（2）脑水肿：脑组织中心积液过多，缺氧、梗死、炎症、中毒等原因均可引起，是颅内压增高的重要原因，严重的可伴发脑疝。脑水肿的发生与血-脑屏障和脑组织无淋巴管的特殊解剖生理结构有关，以血管源性脑水肿和细胞毒性脑水肿多见。前者最常见，是血管通透性增加，血液中的液体大量渗入细胞间隙的结果；后者多见于缺血或中毒等造成细胞损伤，致细胞内水钠潴留而引起。两型常同时存在，尤其在缺血性脑病时更为显著。

（3）脑积水：脑脊液量增多伴脑室扩张。脑积水发生的主要原因是脑脊液循环通路被阻断。引起脑脊液循环受阻的原因很多，如先天畸形、炎症、外伤、肿瘤、蛛网膜下腔出血等。轻度脑积水时，脑室轻度扩张，脑组织呈轻度萎缩。严重脑积水时，脑室高度扩张，脑组织受压萎缩、变薄，神经组织大部分萎缩而消失。成人脑积水时，因颅腔不能增大，颅内压增高的症状发生较早也较严重；婴幼儿颅内压增高较轻，颅内压增高的症状出现较晚，患儿智力减退，肢体瘫痪。

（二）神经系统的功能代偿

神经系统的可塑性是指神经系统有在结构和功能方面进行自身调整以适应环境变化的能力。从广义上看，中枢神经系统尤其是大脑强大的学习能力是可塑性的具体表现之一。中枢神经系统在损伤后能进行自我修复，并具有非常强大的代偿能力，可以通过不同的训练（本质也是一种学习）使中枢神经系统结构及功能不同程度地重建。中枢神经系统可塑性的主要机制如下。

1. 大脑皮质的功能重组　正常情况下，大脑不同的皮质区域有不同的功能，但当某一区域皮质受损时，其他区域的皮质可以承担起受损皮质的功能，实现功能的重组。其机制主要有两种：一是对侧代偿，即大脑双侧半球对应部位的功能具有相互代偿的能力；二是同侧代偿，即由病损周围的皮质来完成受损皮质的功能。研究表明，两种机制同时存在，病变程度可影响其作用的发挥；当受损较严重时，对侧代偿的作用增强。另外，人的大脑在进化过程中形成了古脑、旧脑、新脑三个部分，当属于新脑的大脑皮质受损后，有的较粗糙和低级的功能可以由古脑、旧脑部分来完成。

2. 潜伏通路的启用　中枢神经系统的每个神经元通过突触与其他神经元之间存在着大量、广泛的联系。这些联系通路远远超过日常各种活动的需要，大多数平时处于"休眠"状态，称为潜伏通路。当主要通路受损后，潜伏通路激活，逐渐承担起主要通路的作用。

3. 脊髓的可塑性　脊髓和大脑一样具有可塑性，其主要形式是通过附近未受伤神经元轴突的侧枝发芽，重新建立联系。但在临床观察中发现，脊髓较脑的可塑性差，原因可能是脊髓的横截面远比脑小，"战略纵深"不如脑大，易出现完全性损伤，代偿的可能性较低。

与中枢神经系统可塑性有关的机制还有很多，如长时程增强现象、长时程抑制现象等。目前，对中枢神经系统可塑性问题的研究仍处于发展阶段，正在逐步深入。

知识拓展

脑机接口的发展为神经损伤的患者带来福音

2023年10月24日，清华大学医学院洪波教授带领团队设计研发的无线微创植入脑机接口 NEO（neural electronic opportunity），在首都医科大学宣武医院成功进行首例临床植入试验。首例被植入者是一位因车祸引起颈椎处脊髓完全性损伤（ASIA评分A级）的患者且处于四肢瘫痪状态已经14年。该临床项目可以确保不损伤大脑细胞，手术后10天患者即可出院回家。

临床显示，经过3个月的居家脑机接口康复训练，患者通过脑电活动成功驱动气动手套，并实现自主喝水等脑控功能，抓握解码准确率超过90%；同时，患者脊髓损伤的ASIA临床评分和感觉诱发电位响应均有显著改善。

清华大学项目组通过将两枚硬币大小的脑机接口处理器植入高位截瘫患者颅骨中，成功采集到感觉运动脑区神经信号。这种无线微创植入脑机接口 NEO 的独特之处在于把电极置于大脑硬膜外，避免了直接侵入神经组织。长期动物实验验证，该技术不会破坏神经组织。这种无线微创植入脑机接口 NEO 采用了近场无线供电和信号传输技术，体内无需电池。

此外，该项目使用8个电极通道，更偏向于运动功能康复技术，帮助患者完成基本的控制动作。在脑机接口技术领域，目前国内还处于第一阶段，但随着时间的推移，我们有信心能够取得更大的突破。

脑机接口的发展为神经损伤的患者带来福音。作为未来的康复治疗师，我们一定要积极思考并具备创造性思维，才能为各种功能障碍患者提供更有价值和意义的康复治疗方案。

第三节 康复心理学基础

一、心理学概述

（一）心理学的定义

心理学（psychology）是研究心理（精神）现象发生、发展规律的一门学科。

1879 年，德国生理学家威廉·冯特（Wilhelm Wundt）在莱比锡大学创立了全球首个心理实验室，这一创举标志着科学心理学的正式诞生。自此以后，心理学领域开始采用系统、科学的实验方法来研究人的心理。目前心理学的研究领域包括老年心理学、社会心理学、教育心理学、环境心理学、体育运动心理学、心理测验学、医学心理学等。

（二）康复心理学的定义

康复心理学（rehabilitation psychology）是医学心理学的一个分支，同时也是康复医学的重要组成部分。康复心理学的对象是残疾人、老年病患者以及有各种功能障碍以致影响正常生活、学习、工作的慢性病患者（包括精神病患者），解决康复对象所存在的一系列心理障碍是康复心理学的目的。

通过康复心理学进行干预，有助于患者克服消极的心理因素，发挥心理活动中的积极因素，并可激发患者乐观积极的情绪。对于某些经过系统治疗，其功能仍然难以完全恢复的患者，要去发展患者的代偿能力，以补偿其丧失的功能，以此来调动患者参与康复治疗的积极主动性，最大限度地帮助其获得健康、福利、机遇、功能和能力及社会角色参与的机会，提高其生活质量，让其能够重返家庭，重返社会。

二、心理健康和心理卫生

（一）心理健康的定义

心理健康是指心理的各个方面及活动过程处于一种良好或正常的状态。心理健康的理想状态是保持性格完好、智力正常、认知正确、情感适当、意志合理、态度积极、行为恰当、适应良好的状态。

心理健康受到遗传和环境的双重影响，尤其是幼年时期的原生家庭的教养方式，对心理健康的发展影响甚大。心理健康者在社交、生产、生活上能与其他人保持较好的沟通或配合，能良好地处理生活中发生的各种情况。

（二）心理卫生的定义

心理卫生是指个体在心理健康状态下正常生活、工作和学习的能力，是一种积极的心理状态。

（三）心理健康和心理卫生的区别

1. 含义不同 心理卫生更强调的是维持良好的心理状态，而心理健康则强调的是个体心理的良好水平。

2. 目标不同 心理卫生的主要目标是通过心理健康教育和心理疾病预防，提高个体的心理健康水平，并促进个体的全面发展；而心理健康则更注重个体在各方面的心理素质和心理状态的完善，

Note

以实现自身的幸福和满足。

3. 重点不同　心理卫生的重点在于预防和干预心理问题的发生,通过心理辅导和心理治疗等手段提供帮助;而心理健康更注重个体心理素质的培养和提升,包括积极心态、适应能力、情绪管理等方面。

4. 方法不同　心理卫生注重于提供心理健康教育和宣传,通过提高个体心理素质和心理抗压能力来预防心理问题的发生;而心理健康则更关注个体的心理状态,通过心理咨询和心理治疗等方式来改善和调整个体的心理健康水平。

5. 范围不同　心理卫生是一个更广泛的概念,涵盖了心理健康的方方面面,包括心理健康教育、心理干预、心理治疗等;而心理健康则是心理卫生的一个组成部分,更侧重于个体的心理状态和健康水平。

需要注意的是,心理卫生和心理健康是相互关联的概念,二者相辅相成。心理卫生的目标是提高个体的心理健康水平,而心理健康的保持又需要有良好的心理卫生保障。因此,维护心理卫生和促进心理健康是个体全面发展的重要保证。

三、 康复中常见的心理问题

在受到疾病或创伤造成残疾后,患者在心理上会发生一系列变化。各个阶段无法截然分开,可能交叉出现。在康复治疗的过程中,医护人员要正确理解和把握患者的心理特点和各阶段的反应,才能帮助、指导患者尽快适应残疾,积极配合康复治疗。

(一)康复患者的一般心理过程

1. 震惊阶段　震惊是患者对创伤和疾病的即刻反应,是对突发的严重打击还没来得及整合的阶段。意外事件突然发生,患者往往处于身体的休克和精神的麻木之中,朦胧地意识到"一切都完了",表现为情感上的惊呆、麻木、沉默或无明显反应。本阶段持续数分钟至数日。

2. 否认阶段　由于残疾的打击来得突然而凶猛,超出患者的心理承受能力,于是患者很自然地采取心理防卫机制。发生意外时人的求生欲望一般都很强烈,在经过抢救脱离危险后,常有"死里逃生"的庆幸,但对自己可能终生残疾的可怕后果却缺乏认识,没有心理准备,而是认为自己还能够完全恢复,能够像以前一样快乐地生活。这种很自然的心理防卫机制,把已经发生而且令人悲痛的现实和预后予以完全否定。此阶段可持续数周甚至数月不等。

3. 抑郁或焦虑反应阶段　随着医疗和康复的进行,患者逐渐领悟到自己将长期或终生残疾,如偏瘫、截瘫、截肢等,可能要在轮椅上度过一生;有些人甚至不能控制大小便、丧失生育能力、存在语言听力障碍;除身体的残疾外,还有社会地位和家庭角色改变,经济状况的恶化。这一切往往使患者感到成为家庭和社会的"包袱"而心灰意冷,对前途失去信心,会表现出极度的抑郁反应,或出现典型的焦虑情绪反应,有的出现自杀想法和自杀行为。此阶段持续数周或数月不等。

4. 愤怒或对抗独立阶段　患者在认识到自身的残疾后,由于抑郁或焦虑的加重,常出现遇事易怒、性情暴躁、发"无名之火"或为一点儿小事发火,甚至摔东西、打人、拒绝康复治疗等情绪反应;也有的患者出现心理和行为的倒退,表现为对他人过分依赖,生活上自己尚能做的事也让陪护或护士去做,不积极配合康复治疗等。他们没有勇气带着残疾去独立地面对社会。出院后也过分依赖家庭和社会,缺乏积极独立地谋取生活的心理和行为。

5. 心理适应阶段 经过上述几个阶段后,尤其是给予一定的康复治疗以及与家庭、社会环境的双向适应后,患者逐渐认识到残疾的现实,从心理到行为逐渐开始适应,抑郁焦虑、悲观愤怒、对抗独立等情绪好转或消失,行动上积极配合康复治疗和日常生活能力的训练,有主动争取生活自理、争取回归社会的想法,努力参加部分或全部的家庭事务活动,恢复参加部分或全部的工作。

思政课堂

　　心理健康的人,能正视现实,展望未来;能注重实际,不胡思乱想;能接纳挫折,积极应对。随着社会的发展,许多人都处于亚健康状态,心理健康不容忽视,要加强社会心理服务体系建设,培养自信、自尊、平和理性、积极向上的社会心态。

　　讨论:进行自身心理健康调适的方法有哪些?

(二)影响患者康复的主要因素

康复患者的心理状况受多种因素的影响,主要包括生物因素、心理因素以及社会因素。

1. 生物因素

(1)残疾的类型与程度:因突发事件导致残疾或残疾程度较重时,患者通常难以接受和适应现实。

(2)年龄:儿童时期发生残疾会对其个性、认知、智力及情感等方面造成不同程度的影响;青年时期发生残疾会对其工作、家庭都造成较大的影响;老年时期发生残疾则会对其社会地位以及各种生活事件造成影响。

(3)病程:漫长的治疗过程是影响患者心理情况的重要因素之一,患者通常会出现敏感、易激怒、焦虑、抑郁等问题。

2. 心理因素

(1)性格:不同性格的人面对残疾时的态度不同,如外向的人在残疾发生后可能会出现焦躁不安或愤怒,内向的人在残疾发生后可能会默默忍受。

(2)人生观和价值观:不同的人生观和价值观会让患者对自身的残疾持有不同的态度,如有的人可能会因为残疾而变得一蹶不振,自私自利;而有的人则是不畏残疾所带来的苦难,变得更加坚强,即使残疾也能为社会做出贡献。

3. 社会因素

(1)家庭成员对待残疾者的态度:患者残疾后生活和工作都会受到影响,严重者甚至会失去生活自理能力。这使患者的自尊心和自信心严重受挫,常常导致他们出现焦虑、抑郁、愤怒、悲观等心理。家人在患者发生残疾后应该更加关心和帮助患者,如果此时患者的家人对患者缺乏关心、爱护和帮助,甚至把患者视为累赘,会使患者丧失康复的积极性和信心,甚至丧失活着的勇气。

(2)社会对待残疾者的态度:当患者由于残疾而失去工作时,可能会造成患者经济上的困难;当社会对残疾者不闻不问、嘲弄、侮辱时,会使患者出现愤怒、悲观、抑郁等情绪,严重影响患者的康复。

(3)社会支持和保障系统:患者残疾后,生活、就业能力降低,严重的甚至会丧失生活自理能力,因此需要良好的社会支持和保障系统使残疾者维持生存。健全的社会支持和保障系统能增强残疾者康复的信心，使其更好地回归家庭和社会。

（4）医源性因素：医务人员的品质、言语、医疗操作水平、治疗方案的复杂性、治疗费用的高低等都会对患者的心理产生各种各样的影响。

4. 文化程度　一般来说，文化程度高的人比较能正确理解和对待残疾；而文化程度相对较低者则容易责怪他人。然而，也需注意到，有些文化程度高的患者由于对疾病一知半解，可能会向医务人员提出不合理的要求；文化程度相对较低者可能倾向于一切听从医务人员的安排。

四、 康复心理学的基本方法

（一）心理评估

康复中最常用的心理评估方法是心理测验，心理测验是根据一定的法则和心理学原理，使用一定的操作程序对人的认知、行为、情感的心理活动进行量化。一般包括以下几种类型。

1. 智力测验（intelligence test）　主要是用来测试人的智力水平。目前广泛使用测试智力的量表有韦氏儿童智力量表、韦氏成人智力量表。我国心理学家龚耀先等根据我国的文化背景对韦氏成人智力量表进行了修订。

2. 人格测验（personality test）　也称个性测验，测量个体行为独特性和倾向性等特征。最常用的方法有问卷法和投射技术。问卷由许多涉及个人心理特征的问题组成，这些问题被进一步细化为多个维度或分量表，旨在全面而细致地揭示受访者的不同人格特征。常用人格问卷有艾森克人格问卷（EPQ）、明尼苏达多项人格测验（MMPI）和卡特尔 16 种人格因素测验（16PF）。

康复中最常用的人格测验是艾森克人格问卷（EPQ），是英国心理学家艾森克编制的测定人格维度的量表，有成人和儿童两种形式。EPQ 由 4 个量表组成（表 3-3）

表 3-3　EPQ 的 4 个量表及评定说明

量表名称	测验目的	结果说明
N 量表（共 24 条）	测试情绪的稳定性	高分：情绪不稳定，表现为紧张、焦虑、抑郁、情绪反应重、难以平静
		低分：情绪稳定，表现为不紧张、平静、情绪反应弱
E 量表（共 21 条）	测试内、外向的个性特征	高分：性格外向，表现为积极乐观、善于交际、喜欢刺激和冒险、容易冲动
		低分：性格内向，表现为可靠踏实、安静不合群、富于内省、不易冲动
L 量表（共 20 条）	测试自我掩饰或隐蔽特征	高分：回答多掩饰，结果不太可靠
		低分：掩饰倾向低，结果较为可靠
P 量表（共 23 条）	测试精神质	高分：独身主义，表现为对人冷漠、喜恶作剧、富有进攻性、残忍、对人抱有敌意
		低分：个性随和，表现为对人友好和善

3. 神经心理测验（neuropsychological test）　是在现代心理测验基础上发展起来的用于脑功能

评估的一类心理测验方法,是神经心理学研究脑与行为关系的一种重要方法。心理测验评估的心理或行为的范围很广,包括感觉、知觉、运动、言语、注意、记忆和思维,涉及脑功能的各个方面。常用的有霍尔斯特德-瑞坦神经心理成套测验、鲁利亚-内布拉斯加神经心理成套测验等。

霍尔斯特德-瑞坦神经心理成套测验(Halstead-Reitan neuropsychological test battery,HRNB),分幼儿、儿童和成人三个版本。该测验中部分为言语测验,部分为非言语测验。由于测验内容包括从简单的感觉运动到复杂的抽象思维,评分客观又有定量标准,该测验现已成为一个被广泛接受和使用的神经心理测验。龚耀先等人完成了成人、幼儿和儿童三个版本的修订工作,并建立了常模。

4. 临床评估量表

(1) 90 项症状自评量表(SCL-90):包括 90 个项目(表 3-4)、10 个因子(表 3-5)。患者根据自己最近一星期的情况在每个项目 1～5 级(分别对应无、很轻、中等、偏重、严重)的范围内进行评分。该量表总分、阳性项目数(单项分≥2 的项目数)、因子分(构成某一因子的各项总分/该因子的项目数)能判断被测者是否有阳性症状和心理障碍,以及是否需要进行下一步检查。

表 3-4 症状自评量表项目

项 目	级 别				
	1	2	3	4	5
	无	很轻	中等	偏重	严重
1. 头疼					
2. 神经过敏,心神不定					
3. 头脑中有不必要的想法或字句盘旋					
4. 头晕或昏倒					
5. 对异性兴趣减退					
6. 对旁人责备求全					
7. 觉得别人能控制你的思想					
8. 责怪别人制造麻烦					
9. 忘性大					
10. 担心自己的衣着不整齐及仪态不端正					
11. 容易烦恼和激动					
12. 胸痛					
13. 害怕空旷的场所或街道					
14. 感到自己精力下降,活动减慢					
15. 想结束自己的生命					
16. 听到旁人听不到的声音					
17. 发抖					
18. 感到大多数人都不可信任					
19. 胃口不好					
20. 容易哭泣					
21. 同异性相处时感到害羞、不自在					

项　目	级　别				
	1	2	3	4	5
	无	很轻	中等	偏重	严重
22. 感到受骗、中了圈套或有人想抓你					
23. 无缘无故地感觉到害怕					
24. 自己不能控制地大发脾气					
25. 害怕单独出门					
26. 经常责怪自己					
27. 腰痛					
28. 感到难以完成任务					
29. 感到孤独					
30. 感到苦闷					
31. 过分担忧					
32. 对事物不感兴趣					
33. 感到害怕					
34. 感情容易受到伤害					
35. 感到旁人能知道你的私下想法					
36. 感到别人不理解你,不同情你					
37. 感到人们对你不友好,不喜欢你					
38. 做事情必须做得很慢以保证做正确					
39. 心跳得厉害					
40. 恶心或胃不舒服					
41. 感到比不上别人					
42. 肌肉酸痛					
43. 感到有人在监视你、谈论你					
44. 难以入睡					
45. 做事必须反复检查					
46. 难以做出决定					
47. 怕乘电车、公共汽车、地铁或火车					
48. 呼吸出现困难					
49. 一阵阵发冷或发热					
50. 感到害怕而避开某些东西、场合或活动					
51. 脑子变空了					
52. 身体发麻或刺痛					
53. 喉咙有梗塞感					
54. 对前途感到没有希望					
55. 不能集中注意力					
56. 感到身体的某一部分软弱无力					

续表

项 目	级 别				
	1	2	3	4	5
	无	很轻	中等	偏重	严重
57. 感到紧张或容易紧张					
58. 感到手或脚发重					
59. 想到有关死亡的事					
60. 吃得太多					
61. 当别人看着你或谈论你时感到不自在					
62. 有一些不属于你自己的看法					
63. 有想打人或伤害他人的冲动					
64. 醒得太早					
65. 必须反复洗手、点数目或触摸某些东西					
66. 睡得不稳不深					
67. 有想摔坏或破坏东西的冲动					
68. 有一些别人没有的想法或念头					
69. 感到对别人神经过敏					
70. 在商场、电影院等人多处感到不自在					
71. 感到任何事情都很困难					
72. 一阵阵恐惧或惊恐					
73. 感到在公共场合吃东西很不舒服					
74. 经常与人争论					
75. 单独一个人时神经很紧张					
76. 别人对你的成绩没有做出恰当的评论					
77. 即使和别人在一起也感到孤独					
78. 感到坐立不安、心神不定					
79. 感到自己没有什么价值					
80. 感到熟悉的东西变陌生或不像真的					
81. 大叫或摔东西					
82. 害怕会在公共场合昏倒					
83. 感到别人想占你便宜					
84. 为一些有关"性"的想法而苦恼					
85. 认为应该因为自己的过错而受惩罚					
86. 感到要赶快把事情做完					
87. 感到自己的身体有严重问题					
88. 从未感到和其他人亲近					
89. 感到自己有罪					
90. 感到自己的脑子有毛病					

注:每个项目的1～5级分别对应1～5分。

表 3-5 症状自评量表

因　子	项 目 序 号
躯体化	1,4,12,27,40,42,48,49,52,53,56,58
强迫症状	3,9,10,28,38,45,46,51,55,65
人际关系敏感	6,21,34,36,37,41,61,69,73
抑郁	5,14,15,20,22,26,29,30,31,32,54,71,79
焦虑	2,17,23,33,39,57,72,78,80,86
敌对	11,24,63,67,74,81
恐怖	13,25,47,50,70,75,82
妄想	8,18,43,68,76,83
精神病性	7,16,35,62,77,84,85,87,88,90
其他	19,44,59,60,64,66,89

（2）抑郁自评量表（SDS）：用来评定成人抑郁状态程度和在治疗中的变化情况。

填表注意事项：下面有 20 条文字，请仔细阅读每一条，将意思弄明白，然后根据您最近一星期的实际感觉，在适当的方格里画一个"√"，每一条文字后有四个方格，表示从无或偶尔、有时、经常、总是（表 3-6）。

表 3-6 抑郁自评量表（SDS）

项　目	从无或偶尔	有时	经常	总是
1.我觉得闷闷不乐,情绪低沉	□	□	□	□
2.我觉得一天之中早晨最好	□	□	□	□
3.我一阵阵哭出来或觉得想哭	□	□	□	□
4.我晚上睡眠不好	□	□	□	□
5.我吃的和平常一样多	□	□	□	□
6.我与异性密切接触时与以往一样感到愉快	□	□	□	□
7.我发觉我的体重在下降	□	□	□	□
8.我有便秘的苦恼	□	□	□	□
9.我的心跳比平常快	□	□	□	□
10.我无缘无故地感到疲乏	□	□	□	□
11.我的头脑和平时一样清楚	□	□	□	□
12.我觉得经常做的事情没有困难	□	□	□	□
13.我觉得不安而平静不下来	□	□	□	□
14.我对将来抱有希望	□	□	□	□
15.我比平常容易生气激动	□	□	□	□

续表

项 目	从无或偶尔	有时	经常	总是
16. 我觉得做出决定很容易	☐	☐	☐	☐
17. 我觉得自己是个有用的人,有人需要我	☐	☐	☐	☐
18. 我的生活过得很有意思	☐	☐	☐	☐
19. 我认为如果我死了别人会过得好些	☐	☐	☐	☐
20. 平常感兴趣的事我仍然照样感兴趣	☐	☐	☐	☐

计分方式:①从无或偶尔、有时、经常、总是依次计1、2、3、4分;②第2、5、6、11、12、14、16、17、18、20题反向计分,即从无或偶尔、有时、经常、总是依次计4、3、2、1分。

结果分析:总分低于50分为正常;50~60分为轻度抑郁;61~70分为中度抑郁;70分以上为重度抑郁。

（3）焦虑自评量表(SAS):用于评定焦虑的严重程度。

填表注意事项:下面有20条文字,请仔细阅读每一条,把意思弄明白,然后根据您最近一星期的实际感觉,在适当的方格里画一个"√",每一条文字后有四个方格,表示没有或很少时间(计为1分)、小部分时间(计为2分)、相当多时间(计为3分)、绝大多数时间或全部(计为4分)(表3-7)。

表 3-7 焦虑自评量表

项 目	没有或很少时间	小部分时间	相当多时间	绝大多数时间或全部
1. 我觉得比平时容易紧张或着急	☐	☐	☐	☐
2. 我无缘无故感到害怕	☐	☐	☐	☐
3. 我容易心里烦乱或感到惊恐	☐	☐	☐	☐
4. 我觉得我可能将要发疯	☐	☐	☐	☐
5. 我觉得一切都很好	☐	☐	☐	☐
6. 我手脚发抖打战	☐	☐	☐	☐
7. 我因为头痛、颈痛和背痛而苦恼	☐	☐	☐	☐
8. 我觉得容易衰弱和疲乏	☐	☐	☐	☐
9. 我觉得心平气和,并且容易安静坐着	☐	☐	☐	☐
10. 我觉得心跳得很快	☐	☐	☐	☐
11. 我因为一阵阵头晕而苦恼	☐	☐	☐	☐
12. 我有晕倒发作,或觉得要晕倒似的	☐	☐	☐	☐
13. 我吸气、呼气都感到很容易	☐	☐	☐	☐
14. 我的手脚麻木和有刺痛感	☐	☐	☐	☐
15. 我因为胃痛和消化不良而苦恼	☐	☐	☐	☐
16. 我常常要小便	☐	☐	☐	☐
17. 我的手脚常常是干燥、温暖的	☐	☐	☐	☐

续表

项 目	没有或很少时间	小部分时间	相当多时间	绝大多数时间或全部
18. 我脸红发热	☐	☐	☐	☐
19. 我容易入睡并且一夜睡得很好	☐	☐	☐	☐
20. 我做噩梦	☐	☐	☐	☐

注:总分超过40分可考虑存在焦虑,需进一步检查。得分越高,焦虑程度越严重。

(二)心理治疗

心理治疗(psychotherapy)又称精神治疗,是应用心理学的原则和方法,通过治疗师与被治疗者的相互作用,医治患者的认知、情绪和行为等问题。治疗师通过使用各种语言的和非语言的方法,通过解释、说服、支持来改变患者的认知、信念、情感、态度、行为等,为患者排忧解难、减轻痛苦,促使其较好地面对生活,适应社会。

康复中常用的心理治疗方法包括系统脱敏疗法、精神支持疗法、行为疗法、生物反馈疗法、认知疗法。

1. 系统脱敏疗法 又称为渐进式暴露疗法,是一种认知行为疗法,由南非心理治疗师约瑟夫·沃尔普提出。系统脱敏疗法在临床心理学中用于帮助患者克服恐惧或其他焦虑症。该方法基于经典条件作用,与认知心理学与应用行为分析有共同之处。行为分析师(治疗师)使用该疗法时,基于激进行为主义与功能分析,并使用对抗性条件作用,如冥想或深呼吸。而从认知角度而言,则是认知与感觉触发了行为。

系统脱敏法共包含三个步骤:首先建立焦虑的等级层次,然后学习放松或其他应对策略,最后,患者使用学习到的应对策略克服第一步中建立的焦虑等级。最终,引导患者能够逐步克服焦虑等级中的每一个层次。

2. 精神支持疗法 是当前应用比较广泛的疗法,是心理医生(治疗师)合理地采用劝导、启发、鼓励、同情、支持、评理、说服、消除疑虑和提供保证等交流方法,帮助患者认识问题、改善心境、增强信心,从而促进身心康复。它特别适合病、伤、残者在抑郁焦虑、消极悲观时的心理治疗。

3. 行为疗法 又称条件反射治疗,是以行为学习理论为指导,按一定的治疗程序来消除或纠正人们异常或不良行为的一种心理疗法。

4. 生物反馈疗法 借助电子设备将身体内部的生理过程及生物电活动进行放大处理,随后将这些放大的信息转化为直观可视的图像或可听的声音反馈给个体。这一过程使得患者能够了解自己身体的即时状态,进而在了解的基础上,学习并掌握如何主动、有意识地调节和纠正那些异常的生理变化。

5. 认知疗法 根据人的认知过程影响情感和行为的理论假设,通过认知和行为技术来改变患者不良认知的一类心理治疗方法的总称。它的主要着眼点放在求询者非功能性的认知问题上,意图通过改变求询者对己、对人或对事的看法与态度来改变并改善所呈现的心理问题。认知疗法可用来治疗病、伤、残者的抑郁焦虑、情绪激怒、性功能障碍、社交恐怖、慢性疼痛等。

本章小结

1. 人体运动学作为康复医学的重要基础内容之一,运用运动学原理进行康复治疗,帮助患者减轻功能障碍。

2. 中枢神经通过周围神经与人体其他器官、系统发生极其广泛而复杂的联系,使人体各项功能直接或间接地处于神经系统的调节控制之下,对康复治疗具有至关重要的指导意义。

3. 在康复治疗的过程中,医护人员要正确理解和把握患者的心理特点和各阶段的反应,才能帮助、指导患者尽快适应残疾的发生,积极配合康复治疗。

（闫　艳　刘小娟　刘玉杰）

线上评测

扫码在线答题

讨论题

1. 简述肌力的影响因素。

2. 上运动神经元损伤和下运动神经元损伤有什么区别?

3. 康复中常用的心理治疗方法有哪些?

讨论题

解析

Note

第四章

康复医学的工作方法与流程

导学

PPT

学习目标

▲ 知识目标

1. 掌握康复医学的工作方式、康复结局的概念。

2. 熟悉我国康复医学专业人员的结构和职责、康复医学的工作流程。

3. 熟悉康复患者的疗效评定和康复方案的效果评定。

4. 了解国外康复医学专业人员的结构、康复评定结局。

▲ 能力目标

1. 能明确工作岗位职责，与团队成员协作完成康复工作。

2. 能明确各级康复机构的人员配备。

▲ 课程思政目标

1. 培养学生团队合作精神。

2. 培养学生正确的专业思想、爱岗敬业、乐于奉献的职业精神。

案 例 导 入

案例解析

　　王某，女，52岁，在买菜的过程中被一醉酒驾车的司机撞伤，造成全身多处疼痛，活动障碍。经路人送入医院进行治疗。入院查体：神志清楚，心肺正常。脸部和四肢多处软组织挫伤。右侧前臂下端疼痛、出现畸形并有异常活动。双侧大腿疼痛，无法行走。经X线检查，诊断为右侧尺桡骨下端骨折、双侧股骨干骨折。未见神经系统损伤的征象。入院后医生给予右侧尺桡骨骨折切开复位内固定术、双侧股骨骨折切开内固定术。术后给予运动训练、物理因子治疗等，复查X线示骨折对位对线良好。全身未出现其他并发症。

　　请思考：

　　1. 针对以上情况，给患者进行康复治疗的人员应该以何种方式进行协作？

　　2. 在康复治疗的过程中，每位康复专业人员主要做哪些工作？

Note

　　康复医学是一门具有多专业性和跨学科性的医学学科。多专业是指常涉及内科、骨科、神经科、老年科、儿科甚至外科等专业;跨学科是指与工程学、心理学、教育学及社会学等多个学科有关联。在康复治疗工作过程中需要多个专业的人员共同参与,以团队工作方式对患者进行康复评定、康复治疗、教育和训练,以取得最理想的康复效果。

第一节 康复医学的工作方法

一、康复医学的工作方式

(一)康复协作组

康复医学工作方式主要是多专业联合作战的方式,多采用康复协作组或治疗组的工作方式。康复协作组主要由康复医师、康复治疗师、社会工作者和康复专科护士等组成。治疗师主要包括物理治疗师、作业治疗师、言语治疗师、假肢与矫形器师、心理治疗师、社会工作者和中医康复治疗师等。

康复医师是康复协作组的组长,负责统一规划、协调并安排康复工作的开展。各专业人员从自身专业领域角度对康复对象的功能障碍的性质、部位、严重程度、发展趋势、预后、转归等充分发表意见,提出近期、中期和远期的康复目标和相应的康复治疗方案,然后由康复医师归纳总结出一个完整的康复治疗计划,由各专业人员分别实施治疗。在治疗过程中,康复医师根据患者对治疗的反应及反馈,通过康复评定明确治疗效果,召开治疗组会议,对康复计划的执行情况进行阶段性总结和评价,并依据目前存在的问题对治疗计划进行修改和补充。在治疗结束时再次召开治疗组会议,对总体康复效果进行总结,评定患者当时的功能状态,提出下一阶段治疗方案或针对出院后进入家庭和社会的康复安排提出建议。

康复协作组的团队工作方式具有处理全面、技术精良、效率较高的优点,也存在着分工过细,需要专业人员过多,康复医学事业不发达的地区或国家难以完成的缺点。康复协作组需要很好的组织管理,防止各成员间出现依赖、矛盾和脱节现象。康复医学事业不发达的国家,提倡培养一专多能的康复专业人员,以解决专业分工过细、涉及人员过多的问题。

(二)学科间的合作

康复医学与其他学科为实现全面康复的共同目标团结协作,其学科间的合作主要表现为与其他医学学科的合作和与非医学学科间的合作两个方面。

1. 康复医学与其他医学学科间的合作 康复医学与预防医学、临床医学和保健医学既相互区别又紧密联系、相互渗透、互相促进,共同构成全面医学。康复医学与预防医学相结合形成康复预防;与保健医学相结合形成康复保健;与临床医学相结合形成众多专科,如神经康复、骨科康复、小儿脑瘫康复等。由于患者的功能障碍大多由伤病造成,因此在解决患者功能障碍时,需邀请相关学科专业人员进行会诊,共同讨论治疗方案。与康复医学科关系较为密切的临床学科包括神经内科、神经外科、运动医学科、骨科、心胸外科、老年医学科、呼吸科、心内科、风湿科、内分泌科等。

2. 康复医学与非医学学科间的合作 康复医学与非医学学科(如工程学、心理学、教育学、社会学等)相互联系、相互渗透、密切合作,甚至形成了许多新学科。如康复医学与工程学相结合形成康复工程学，与心理学相结合形成康复心理学，与教育学相结合形成特殊教育学，与社会学相结合形成社区康复学等。

以脑卒中为例，脑卒中的康复是一个全面的系统工程，贯穿于急性期和恢复期。康复医学科早期介入临床，与临床科室密切合作，是脑卒中康复最有效的方式。

（1）为促进康复医学科与神经内、外科的合作，需要以下条件。

①增进临床科室对康复的认识。

②了解临床科室的实力。

③具备康复医学科的实力和条件，包括人员、设备、场地等。

④实施医院经济管理政策，以优质、高效、低耗为核心，充分发挥院内人员和设备的作用，促进学科间合作。

（2）学科间合作的过程。

①选派技术好、服务态度好、善于沟通的康复医师和康复治疗师到临床科室去，针对重症、早期患者，观察病情，随时调整治疗方案，反复沟通，及时化解矛盾，很好地解决一些问题，如何时开始康复、怎样训练、患者家属怎样参与、患者病情稳定后为何要去康复医学科治疗等。

②康复医师每周定期到神经内、外科会诊，如有急诊患者应及时处理。诊疗中确定治疗时机、适应证和治疗方案。由于脑卒中康复要长期坚持下去，应将康复治疗作为临床诊疗的常规手段。

③在临床科室开展康复医疗过程中，常常由管床医师、护士、康复医师及康复治疗师组成治疗小组，有时还包括文体疗师、物理治疗师、作业治疗师、针灸师、推拿师及支具矫形师等。

（3）开展学科间合作的好处。

①有利于患者康复。通过多个学科的医师和治疗师共同治疗一位患者，可充分体现"一切为患者，以人为本"的理念，同时可使患者获得最全面、最有效的治疗。

②有利于医师间取长补短、团结协作、共同发展。近年来，国内对脑卒中形成了一个新的诊疗、救治、康复一体化的模式。流程：各急救中心→急诊后由神经专科医师首诊→CT 或 MRI→做出诊断→手术、介入或药物治疗→早期康复→社区医疗。在这个流程中，康复医学科医师、治疗师与临床科室的医师进行良好的协作，通过各自专业化的诊治方案共同缓解患者病情，使患者的治疗效果更好，医院的医疗水平更高，经济效益更大。

③有利于管理。从医院经济管理学的角度看，学科间的合作通过资源共享，确保各专业领域医疗服务的精准归口管理，旨在以最小的成本投入实现最大的经济效益与社会价值，是最优化、最经济的组合方案。

④有利于学科间的互相了解。在学科间的合作中，通过彼此了解、互相学习、开阔思路、拓宽视野，让临床医师近距离地了解康复医学。

（三）学科内的合作

康复医学不以疾病为中心，也不以器官为目标，而是以功能障碍为核心。常见的功能障碍很多，如运动障碍、感觉障碍、言语障碍、认知障碍等。一般情况下，康复医学面对的患者其功能障碍往往不是单一的，而是多种并存的。因此，在解决患者的功能障碍时需要多个康复医学专业人员合作，发挥各自的技术专长，使患者的功能得到全面的、最大限度的恢复。如物理治疗师擅长运动功能的康复,作业治疗师擅长个体活动能力的康复,言语治疗师擅长言语功能的康复,假肢与矫形器师则擅长设计、装配假肢和矫形器。为了达到全面康复的目的,需要各个专业人员围绕一个共同的目标,团结协作,充分发挥本专业的技术专长。

学科内的合作指多位康复专业技术人员通过合作进行康复治疗。这一模式自诞生以来一直是康复医学的核心策略。康复是使功能障碍者社会参与最大化的过程。这需要尽量减少患者的物理屏障,还应使残疾人尽量增强其活动功能,从而提高其生活自理能力和恢复正常的社会角色。

保障全面康复治疗必须要有各种类型的专家和辅助条件,因为没有任何个人可以有足够的时间或广博的知识来独立完成如此全面的康复治疗。康复治疗的各个专业的经验与技术不同,观察和治疗患者的时间和时期不同。因此各个专业均对康复治疗有独特的贡献,其作用超过原先的职业训练,有助于康复治疗成功的所有人都可以是康复团队的成员。从广义上讲,康复团队还包括接受康复治疗的患者及其他有影响的人员。此外还有康复助理、助手或其他对康复治疗过程起独立作用的人员。

多学科团队和学科内团队的治疗有明显的不同。两者都涉及多种专业,但是多学科团队治疗时,各个学科只关注自身技能相关的领域。医疗记录往往局限于其专业范畴,而不是项目的整体目标。在病例讨论时,各个专业倾向于强调各自的领域,而不考虑对其他相关专业的贡献,因此治疗上不能合理发挥集思广益的团队综合作用。学科内团队成员不仅要致力于特定的专业目标,而且要对康复治疗的所有结果承担共同的责任。他们共同参与康复目标的确定,提供与目标相关的观察结果(不仅局限于自身的专业),与团队的其他成员共享工作经验,互相学习,取长补短。学科内团队比多学科团队更加注重参与康复过程的各个成员的独立和相互作用。

传统的学科内团队交流机制是团队会议。这种在康复治疗现场的定期团队会议要报告各个相关专业对患者的观察,回顾治疗目标,达成治疗策略和方针的共识,设定治疗的重点内容,并确定出院日期。以前的团队会议通常每两周一次,现在的团队会议通常每周一次。医疗康复的学科内团队方式保证了康复治疗的高质量。团队会议强调各种严重残疾人面临的各个方面的问题。会议通常采用定量分析的方式来记录患者的功能改变,疗效评估通常以回归社会或出院后的结果为依据。学科内团队方式由于其康复治疗得到整个团队的支持,因而可以确保治疗更加有效。康复治疗者及其重要亲朋好友的主动介入可增加患者的满意度。

二、 康复医学专业人员结构

(一)国外康复医学专业人员的结构

目前,国际上对康复医学从业人员的要求是必须具备大学本科或专科学历,且随着康复医学的发展,学历要求越来越高;国外对康复医学的研究生教育十分重视,研究生学历教育正成为康复医学教育的重要组成部分。国际上康复医学教育分为物理治疗、作业治疗、言语治疗 3 个独立的方向。

康复医学专业人员主要包括康复医师、康复专科护士、物理治疗师、作业治疗师、假肢与矫形器师、文体治疗师、社会工作者、职业咨询人员、特殊教育工作者等。虽然专业人员结构门类齐全、分工精细,但是在实际的康复工作中,医疗、教育、职业、社会四个康复领域工作互有联系,因而一个康复专业人员往往直接或间接地对多个康复领域发挥着作用。

近年来,随着康复医学的整体发展,康复专业团队日益多元化,新增音乐治疗师、舞蹈治疗师、园艺治疗师、儿童生活指导专家、康复营养师等。

(二)我国康复医学专业人员的结构

我国康复医学专业起步较晚,与国外康复专业人员的结构相比较有两个特点:①配有中医康复医学专业人员,即中医师、推拿针灸师,具有中国传统康复医学的特色。②治疗师执业资格没有过细的分科,提倡一专多能。所以,我国目前康复治疗专业人员的职业资格认证是康复治疗师(士),而没有单独进行 PT、OT、ST 认证。随着近年来我国康复医学专业的高速发展以及人民生活质量的提高,现在康复医学学历教育已迈入新阶段,多所院校设立了 PT、OT、ST 等专业方向,且获得国际认证。国内康复治疗专业人员的分专业职业资格认证也在筹备启动中。

根据我国综合医院分级管理相关标准,结合我国康复医学专业队伍的现状和康复医学实际情况,康复医学专业人员的结构在不同康复机构中有所不同。

1. 特大型的康复中心 服务项目和设备齐全,配备的康复专业人员全面、分类较细。

2. 大中型的康复中心和康复专科医院 由于规模和服务项目侧重不同,康复专业人员的设置没有特大型的康复中心那样全面和细致。

3. 三级医院的康复医学科和大、中型的康复医院 配备康复医师、康复专科护士、物理治疗师、作业治疗师、言语治疗师、心理治疗师、假肢与矫形器师或康复工程师、中医康复治疗师、社会工作人员。

4. 二级医院的康复医学科或康复门诊 配备康复医师、康复专科护士、物理治疗师、中医康复治疗师。这些治疗师应能兼做一些作业治疗和简单的言语语言及吞咽训练。

5. 一级医院康复站 结合社区康复工作配置一专多能的专业人员。

三、康复医学专业人员的职责

(一)康复医师

医学生毕业后取得临床医师资格,一般需要在临床相应的学科(如内科、外科、神经科、骨科、心脏科、呼吸科等)轮转 1～2 年,有了一定的临床基础后,再经过 3～5 年康复医学专业培训,并通过国家资格认定,才能取得执业康复医师资格。我国康复医学起步晚,正规康复医疗人才的培养体制还不健全。大量非康复医学专业的执业医师正在从事与康复医学相关的医疗工作,他们都可以转变为康复医师。康复医师是康复治疗小组的组织者及领导者,其主要职责如下。

(1)接诊患者,采集病历,进行体格检查。主持康复评定,列出患者存在的问题,制订进一步检查、观察和康复治疗计划。

(2)负责住院患者的查房和会诊,开出康复治疗医嘱或进行临床康复治疗;负责门诊患者的接诊和复查,并进行相应的后续处理。

(3)负责各部门康复治疗工作的指导、监督和协调。

(4)根据患者住院周期和功能变化情况,可反复进行中期评定。

(5)主持病例讨论、出院前病例分析和总结,决定患者能否出院,制订出院后的康复计划。

(6)高年资康复医师主持康复治疗团队的日常诊疗工作,负责本学科的医疗、教学和科研工作任务。

（二）康复护师（士）

康复护师（士）负责康复病房患者的康复护理，其主要职责如下。

（1）执行基本护理任务。

（2）执行康复护理任务，包括体位护理、压疮护理、膀胱护理、肠道护理、康复心理护理、配合康复治疗师在病房内或病床上进行相关康复治疗，指导患者使用轮椅、假肢、自助器、矫形器具等，协助患者进行体位转移。

（3）对患者及家属进行康复知识宣教。

（4）进行社会医学工作：做好患者与家庭、患者与其工作单位、患者与社区之间的联系工作，及时向康复治疗团队反馈患者的思想状态、困难及要求。

（5）保持病房卫生、整齐、安静、有序，保证病房内的相关设施符合康复病房的基本要求，保证患者有良好的康复环境。

（三）物理治疗师

物理治疗师是指使用运动、手法和物理因子等方法，为康复患者实施治疗的临床康复专业人员。其具体职责如下。

（1）进行运动功能评定，如肌力、肌张力、关节活动度、平衡能力、协调能力、步态等。

（2）指导患者进行增强肌力、耐力的训练。

（3）指导患者进行增大关节活动范围和改善平衡、协调能力的训练。

（4）对患者进行步行训练，纠正不正确的步态，提高步行能力。

（5）对患者进行各种体操训练，提高神经、肌肉、骨关节系统的运动功能，以调整内脏功能和精神状态。

（6）为患者进行牵伸、徒手牵引等手法治疗。

（7）为患者进行电、光、声、磁、热、力等物理因子治疗。

（8）对患者进行发展与保持运动的康复教育。

（四）作业治疗师

作业治疗是应用有目的的、经过选择的作业活动，对身体上、精神上、发育上有功能障碍，以致不同程度丧失生活自理和劳动能力的患者，进行评价、治疗和训练的一种康复治疗方法。作业治疗师的具体职责如下。

（1）有关的功能检查及评估，包括 ADL 能力、感觉及知觉、认知功能、家务活动能力等。

（2）指导患者进行 ADL 训练。

（3）指导患者进行感觉、知觉训练。

（4）指导患者进行家务活动能力训练，包括简化操作、减少体力消耗、避免疲劳等。

（5）指导患者使用生活辅助器具、轮椅、假手等，并指导其制作或使用手部功能夹。

（6）指导患者进行工艺、文体治疗。

（7）指导患者在职业治疗岗位进行职业劳动训练（木工、纺织、机械等，也可由技工指导）。

（8）指导患者进行认知功能训练。

（9）单独或配合职业咨询师，对须改变职业工种的患者进行职业能力、兴趣的评估，并做职业前咨询指导。

（10）了解及评价患者家居房屋的建筑设施条件，如有对患者构成障碍不便之处，提出重新装修的建议。

（五）言语治疗师

言语治疗是由言语治疗专业人员对各类言语障碍者进行评定和矫治。其内容包括对各种言语障碍进行评定、诊断、治疗和研究。直接从事言语治疗工作的人称为言语治疗师。其具体职责如下。

（1）对患者的言语语言能力进行检查评定，如失语症、构音障碍、吞咽障碍等。

（2）对患者进行听力训练、发音构音训练、阅读理解训练、言语表达训练、书写训练等。

（3）指导患者使用非语音语言辅助交流工具。

（4）对吞咽功能障碍患者进行治疗及处理。

（5）对特殊语音及语言交流需求者进行专业咨询及指导。

（6）对患者及家属进行言语交流和吞咽障碍等的康复教育。

（六）心理治疗师

心理治疗师在康复治疗组内配合其他康复专业人员对患者进行心理测验，提供心理咨询，进行心理治疗，使患者得到心理康复，促进全面康复。其具体职责如下。

（1）进行心理测验和评定，如智力测验、人格测验、精神状态测定和职业适应性测验等。

（2）依据心理测验结果，对患者的总体功能进行评定并提出有针对性的治疗计划。

（3）为患者提供心理咨询服务，重点在于帮助他们以积极健康的心态面对残疾，同时有效处理婚恋关系、家庭矛盾以及职业发展的相关问题。

（4）根据心理测验和评定的结果，对患者实施心理治疗。

（七）康复工程师

康复工程师在广义上处理与康复生物工程有关的各项事宜。其具体职责如下。

（1）在假肢与矫形器专科门诊中工作，接收康复医师或矫形外科医师转介来的患者，从事康复工程器具的制作。

（2）对患者进行肢体测量及功能检查，确定假肢和矫形器的种类、材质和尺寸。

（3）制作假肢和矫形器。

（4）让患者试用做好的假肢或矫形器，并通过检查进一步修整，直至合适。

（5）指导患者使用和保养假肢或矫形器。

（6）对患者使用假肢和矫形器进行复查，如有不适或破损，进行修整和修补。

（八）中医康复治疗师

中医康复治疗师为我国特有的康复医学专业人员，在中国传统医学理论的指导下，结合患者具体病情采取适合的中医康复治疗方法，帮助患者进一步改善功能状态。其具体职责如下。

（1）参加康复治疗组病例讨论会，以中医学的观点对制订患者总体康复治疗计划提出建议。

（2）负责对需要或者要求使用中医康复治疗的患者进行会诊。

（3）为患者实施针刺治疗及灸疗。

（4）为患者实施推拿治疗。

 思政园地

陈立典：中西医康复技术融合可提质增效

陈立典是国际欧亚科学院院士，国际物理与康复医学学会执行委员，中国康复医学会会长。陈立典提出中医康复是我国康复医学的优势。当前，中医康复医学蓬勃发展，和西方康复医学一起，构筑了我国特有的康复医学体系。思考中西医康复医学各自的特点，将两者进行优势互补、相互融合是发展中医康复和提高康复临床疗效的重要途径。

（九）文体治疗师

文体治疗师的主要职责如下。

（1）了解和评定患者生活方式、兴趣爱好、社交能力、情绪行为特点等。

（2）根据诊断及上述评定结果，制订患者的文体治疗计划。

（3）组织患者参加有利于身心功能恢复的文体活动，如游戏、文艺表演、音乐欣赏、电影欣赏、室内球类活动（如保龄球、台球等）等。

（4）组织患者参加治疗性体育活动、残疾人适应性体育运动，如乒乓球、轮椅篮球、游泳、羽毛球、划船等。

（5）组织患者到医院外参加有趣或有意义的社交活动，如到购物中心购物，参加夏令营或社区俱乐部活动、节日庆祝活动等，促进患者回归社会。

（6）指导患者建立规律、健康的生活方式，通过个性化咨询，帮助患者有效利用业余闲暇时间，培养健康的消遣习惯。

（十）社会工作者

社会工作者是实施社会康复工作的人员。其具体职责如下。

（1）了解患者的生活方式、家庭状况、经济状况及所处的社会环境，评估其回归社会需要解决的问题。

（2）了解患者的愿望和要求，共同探讨出院后适应家庭生活和回归社会的具体方法。帮助患者正确对待目前的现实状况以及将来可能会发生的情况，解决思想和态度障碍。同样，向患者家属征询意见和开展解说工作。

（3）帮助患者及家属与工作单位、社区街道、政府部门、保险公司、助残企业、社会团体等取得联系，求得帮助，争取支持，为回归社会创造条件。

（4）随访和帮助患者，为其解决回归社会过程中遇到的困难，并提供相关政策信息。

（十一）职业咨询师

职业咨询师是参与职业康复工作的人员。其具体职责如下。

Note

（1）了解患者的职业兴趣，评定患者的职业基础和就业能力。

（2）为新就业和改变职业的患者提供咨询服务。

（3）组织职业技能训练，开展工作态度和劳动纪律等方面的教育及就业训练。

（4）帮助患者联系就业岗位，提供就业信息。

（十二）音乐治疗师

音乐治疗师具体职责如下。

（1）训练患者（尤其是神经肌肉瘫痪的儿童或成人）弹奏适宜的乐器，或按音乐节拍做体操，以改善和发展其运动功能，尤其改善运动的协调性。

（2）指导患者听适宜的音乐，达到松弛、镇静的效果，以控制应激反应，减轻紧张、焦虑情绪，缓解疼痛。

（3）指导患者（有发音和言语障碍者）通过唱歌进行构音训练和曲调韵律治疗，以改善言语功能。

（4）以音乐疗法作为社会康复和心理治疗手段，组织患者（尤其智力低下或有精神情绪异常者）参加集体的音乐活动（唱歌、乐器弹奏表演等），以提高社交能力，增强自信心。

（5）在对晚期癌症患者或其他慢性病患者进行安抚性医护工作中，以音乐疗法（唱歌、听曲）为手段，调剂患者的养病生活和改善其情绪。

（6）训练某些残疾人（如视力残疾者）学习音乐，帮助他们准备从事与音乐相关的职业。

（十三）舞蹈治疗师

舞蹈治疗师的主要职责是指导患者练习舞蹈，通过舞蹈活动改善身体动作的协调性、灵活性，改善情绪及促进患者康复。

（十四）园艺治疗师

园艺治疗师的具体职责如下。

（1）指导和组织患者栽培花草植物、制作盆景及练习庭院设计，以改善身心功能。

（2）对某些残疾人进行园艺职业培训，帮助患者准备从事与园艺有关的职业。

第二节 康复医学的工作流程

康复医学的工作流程是一个系统性的过程，包括评估、制订治疗方案、实施治疗、跟踪进展和评估效果等环节。实践证明，康复工作开始得越早，其功能恢复得就越好。因此，康复工作必须在疾病的早期进行。在康复过程中，有些患者可能只经历某一阶段即可恢复功能，而有些患者可能经历较长时间的努力仍不能恢复功能。通过科学的康复医学工作流程，医生可以为患者提供个性化的康复服务，帮助他们尽快康复并提高生活质量。从医疗机构方面来讲，康复门诊、康复病房和社区康复各自侧重点不同，其工作内容与流程也不相同。

一、康复门诊的工作流程

康复门诊与康复病房同属于医院康复，但是康复门诊的对象大多是功能障碍轻、病情稳定、无需住院治疗的患者,或者是住院患者经治疗出院后转入的患者。具体流程如下(图 4-1)。

1. 预约挂号 患者提前通过线上平台预约康复门诊,选择就诊日期、时间和医生,也可以直接到院挂号。

2. 患者登记 患者到达康复门诊后,导诊协助患者填写个人基本信息表格,包括姓名、年龄、联系方式等。

3. 评估和诊断 康复门诊医生会进行初步的评估、诊断,完善相关检查,了解患者的病史、症状和康复需求,然后制订个性化的康复方案。

4. 康复治疗 根据医生的建议,患者会接受不同形式的康复治疗,包括物理治疗、运动治疗、言语康复训练等。

5. 跟踪和评估 康复门诊医生会定期跟踪患者的康复进展,评估治疗效果,并根据需要调整康复方案。

6. 出院指导 在康复治疗结束时,医生会给予患者出院指导,包括康复训练方法、生活方式建议等,以帮助患者维持康复效果。

7. 随访和复诊 康复门诊会定期进行随访和复诊,确保患者康复状况良好,并继续跟踪治疗效果。

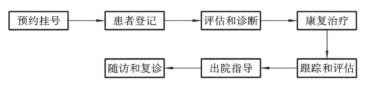

图 4-1 康复门诊的工作流程

二、 康复病房的工作流程

康复病房作为医院综合康复工作平台,有着专业化的康复团队,其团队成员分工详细,专业技术水平较高,有着较强康复诊疗实力,康复对象多为病情不稳定、功能障碍较重的患者。其康复流程包括以下几个阶段(图 4-2)。

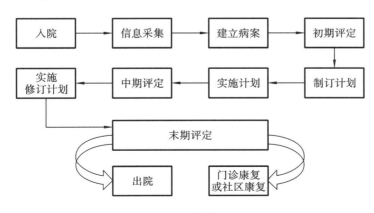

图 4-2 康复病房的工作流程

1. 入院-信息采集 入院后,护士安排床位,核对患者信息,登记基本资料。

2. 建立病案 康复医师通过问诊掌握患者的一般情况、全身状况、心理状态等,建立病案,成立康复治疗组。

3. 初期评定-制订计划-实施计划　先进行功能评定（初期评定），掌握患者各种功能障碍的程度、致残原因、残存功能和康复潜力等信息。然后预测其康复的预后，拟订康复计划，明确长、短期康复目标，制订合理、有效、个性化的康复治疗方案，并开始实施。

4. 中期评定-实施修订计划　康复治疗到一定阶段时再次进行康复评定工作（中期评定），判断前期治疗的效果，以数据为依据，重新审视并调整短期康复目标，确保康复计划与患者当前恢复状况紧密契合。随后，基于中期评定的结果制订新的康复治疗方案并按新方案继续治疗。通过反复再评定，确认患者是否已恢复到最佳状态。

5. 末期评定-出院　治疗结束后，对患者进行一次全面的评定（末期评定），以此决定患者今后的去向。功能恢复到可从事某种职业则回归社会，否则回归家庭。另外，部分患者病情稳定后需要转康复门诊治疗或社区康复。

三、社区康复的工作流程

社区康复主要依靠社区的人力、物力、财力开展康复服务，与医院康复的不同之处在于社区康复的主要对象是残疾人、老年人、有功能障碍的慢性病患者、有康复需求的社区人群等。社区康复的各项计划和服务是否能切实落实，直接关系到残疾人和其他康复对象能否得到全面有效的康复服务。单从康复治疗来讲，社区康复流程与医院康复有类似之处，但是其康复服务面、服务内容和所需技术与医院康复有些不同，这决定了社区康复流程的特殊性。其工作流程大致为：建立社会化工作体系→制订工作计划→建立工作队伍→培训社区康复专业人员→调查社区康复资源和残疾人康复需求→组织实施→检查评估（图 4-3）。

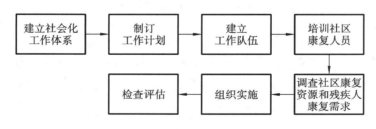

图 4-3　社区康复的工作流程

第三节　康复效果评定

一、康复患者的疗效评定

康复医学面对的是日常生活能力、就业能力部分或完全丧失的患者，很难用临床医学中治愈的标准来衡量疗效，所以常采用下列的评定方法。

1. 疗效的标准　疗效的标准根据治疗前、后的功能独立状态进展情况决定，功能独立状态则根据日常生活活动能力评定中完全能够独立的项目占总项目的百分比来决定。评定的标准如下。

（1）完全恢复：治疗后的功能独立状态达到完全独立水平，日常生活活动能力达到完全独立水平。

（2）显著有效：治疗后的功能独立状态虽然达不到完全独立水平，但其级别较治疗前进步2级或2级以上，或者进步虽未达到2级，单项已达到FIM中的有条件的独立水平。

（3）有效：治疗后的功能独立水平较治疗前仅进步1级，且达不到FIM中的有条件的独立水平。

（4）稍好：治疗后日常生活活动能力评分虽有增加，但功能独立级别达不到更高一级的水平。

（5）无效：治疗后的功能独立水平较治疗前比较无变化。

（6）恶化：治疗后的功能独立水平较治疗前下降。

（7）死亡：治疗失败，患者死亡。

2. 疗效评定时所依据的功能独立水平

（1）完全独立。

（2）有条件的独立。

（3）不需要接触身体的独立。

（4）需要少量接触身体的独立。

（5）需要中度的辅助。

（6）需要大量的辅助。

（7）完全依赖。

二、康复方案的效果评定

1. 评定治疗方案效果　一个完整的康复治疗过程应该以评定开始，且以评定结束。通过评定，识别患者的功能障碍，分清主次。随后，根据评定结果制订出适宜的治疗方案，进行有针对性的康复治疗。经过一定时间的治疗后，要再次评定，以了解治疗的效果，并根据再次评定的结果，制订或修改下一阶段的治疗方案，继续治疗，然后再评定，再治疗……如此循环下去，直至达到既定的康复目标或需要停止治疗。

2. 寻找更有效的治疗方法　患者的情况千差万别，需要我们不断探索新的更有效的治疗方法。为了比较它们的疗效差别，要用客观、统一的标准去衡量。

3. 帮助判断预后　由于病、伤、残的部位、范围、性质和程度不同，即使是同一种疾病、相似的功能障碍，其发展变化也不同。评定可以动态地观察残疾的进程，对其结局有一定的预见性。对预后的判断，能够为患者及家属提供心理准备，同时有助于制订更为合理的治疗计划，以便充分地利用各种资源；此外，可避免患者及家属对康复期望值过高或过低。如对Barthel指数低于20分的脑卒中患者进行治疗意义不大，因其功能恢复的潜能较小；而高于80分者多可自愈，不必接受特殊治疗。

三、康复结局

（一）康复结局的概念

康复结局又称"康复结果""康复后果""康复转归"，是指经过系统的康复治疗后最终取得的结果，或健康、功能、生活质量所处的状态。康复针对的是患者的功能障碍，而非临床疾病，所以康复的结局不可以用临床医学的"痊愈""好转""无效"来表示，而应该通过康复评定的结果，确定康复结局。进行评定时，采用不同的评定方法、基于不同的结论、从不同的角度出发，可以得出不同的结论，具体体现在功能障碍恢复、生活自理以及回归社会等方面。

（二）康复结局的评定

医生对结局预后的预测取决于康复结局的评定，这是患者、家属和医生最关心的事情。由此医生可根据病情制订治疗方案，家属和患者对病情的整体情况可做到心中有数。目前康复医疗领域对康复结局的评估视野已显著拓宽，不再局限于日常生活活动能力，已扩展到认知功能、生活质量、心理、社会环境等因素的相互作用，以及医疗过程中的服务质量如服务项目的可获得性和提供服务的满意度等。同时，康复结局评定需要着眼于整体的功能评定，即涵盖身体结构、身体功能、活动与参与等范畴，以利于制订康复方案。

康复治疗和结局：康复治疗开展得越早，结局越好；康复治疗越规范，结局越好；患者及家属配合康复治疗的主动性、依从性越好，结局越好；患者并发症和合并症预防和处理得越好，结局越好；疗程越充足，结局越好。

康复结局评定应全面反映患者生活结果、健康结果、治疗结果三个方面的情况。在选用适当的评定量表（表 4-1）进行结局评定时，应综合参考患者病情、功能障碍程度和康复治疗目标，并以此为依据。

表 4-1　康复结局评定常用量表示例

生 活 结 果	健 康 结 果	治 疗 结 果
生存质量评定	疾病影响评定	功能评定
健康质量量表（QWB）	疾病影响程度量表（SIP）	功能独立性量表（FIM）
生活满意度量表（SWLS）	健康调查量表 36（SF-36）	Barthel 指数（BI）
		Fugl-Meyer 运动功能评分量表
		美国脊髓损伤协会（ASIA）

（三）评定的时间

应根据患者的实际情况确定康复结局评定的时间。一般来说，为了使评定结果更精确，符合患者的实际情况，可选择以下时间进行。

（1）康复治疗结果在一定时间处于持久不变的状态时，可在其间抽出时间进行康复结局评定。

（2）在整个康复治疗结束后一段时间内进行评定，得到的结果能反映康复治疗的效果。

（四）评定的作用和目的

（1）有助于临床决策。

（2）预测康复效果。

（3）有助于评估康复方案的合理性。

（4）有助于有关部门和人员间的交流。

（5）有助于总结临床经验教训，提高康复医疗服务水平。

（6）用于宣传推广康复医疗服务。

（7）可作为进一步研究康复医疗成本-效益的参考。

（五）影响康复结局评定的因素

康复结局评定的结论常常会受到各方面因素的影响,造成评定数据的差异,应当尽可能减小影响因素的干预,做出客观、正确的评定结论。常见的影响因素如下。

1. 个体因素 患者的年龄、职业、教育程度、心理状态、经济状况等因素的不同,可直接导致康复结局的千差万别。

2. 目标方向 康复目标分为短期目标和长期目标。在康复治疗的各阶段和运用各种治疗方法时,结局评定的标准不一致,可直接影响康复计划的实施,也可导致康复过程中各种康复治疗手段混乱。在评定标准中,我们常常关注患者残留功能的改善程度以及残疾状况的恢复进展,但残留功能改善与残疾恢复的康复措施是有区别的,因而两者的目标常难统一。

3. 评定结局的工具 康复实际工作中的复杂性和多样性,导致结局评定工具的多样性。评定结局的工具有待进一步完善和规范。

4. 疾病因素 有些疾病所致功能障碍往往呈进行性加剧,需要不断调整治疗手段,病情的复杂性和治疗过程中可能出现的同步变化导致结局评定的差异。

（六）结局评定模式

结局评定模式见表 4-2。

表 4-2 结局评定模式

项　　目		残　　损	残　　疾	残　　障
评定范围	残损类型	残损所致功能障碍	运动能力	经济上的自足
	骨骼	身体部分	个人保健	职业
	智力	感觉器官	身体姿势	可动性
	神经	心理	灵巧度	身体的独立性
	心理	行为	行为	社会的融合
	听觉	交流能力	境遇	定向
	视觉	环境的适应	交流能力	其他
	内脏	其他	特别技能	
	容貌		其他活动限制	
	综合损伤、感觉			
评定内容举例		活动范围	问卷	轮椅行进距离
		疼痛	操作测试	社会接触情况
		肌力	各项技能调查表	就业状况
		重复运动		

续表

项　目		残　损	残　疾	残　障
结局 分析	规定用 ICIDH 作 为分类法规	一般功能能力 　功能健全 　功能受限/减弱 　功能丧失	依赖性/独立 　操作无困难 　操作有困难 　需要辅助器具进行操作 　需要他人帮助进行操作 需要外部提供很多帮助才 能工作 能力完全丧失 完成任务的质量 　正常 　减少/降低	财政状态/所需支持水平 社会角色（职业、职务等） 生活安排 需要帮助的程度 社会活动类型/频度
干预手段		医疗和康复治疗	适应性的设备和环境的 改善	社会服务和社会政策

（卢健敏　唐　艳　刘会锦）

本章小结

1. 康复医学主要以康复协作组的防治开展工作，每位成员都应明确自己的职责，合理分工，发挥团队协作精神，强调学科间和学科内的合作，帮助患者减少功能障碍，提高生活质量，回归社会。

2. 康复医学的工作流程是一个系统性、全面性的过程，旨在帮助患者恢复功能、提高生活质量，需要康复团队的协作和患者的积极配合。

3. 康复的结局不可用临床医学的标准来表示，而应该通过康复评定的结果评定康复结局。采用不同的评定方法或从不同的角度进行评定，可以得出不同的结论，具体体现在功能障碍恢复、生活自理以及回归社会等方面。

线上评测

扫码在线答题

讨论题

1．康复协作组由什么人员构成？

2．康复医学的工作流程在不同环境中有何区别？

3．简述康复结局的定义？

4．简述康复结局评定的作用和目的。

技能实训

实训一　康复医学的工作方法和流程

一、实训目的

1．掌握康复医学的工作方式。

2．熟悉康复医学的工作流程。

3．了解康复医学专业人员的结构和职责。

二、实训时间

2 学时。

三、实训场所及设备

医院康复病区、社区康复场所。

四、实训方法

1．学生分组　学生被分成若干小组,每组内部成员将分别扮演康复医师各相关康复治疗成员，以团队形式进行工作。

2．教师指导　分组实训前指导教师先进行示教指导。

3．其他　教师巡视、指导和纠错。

五、实训内容与步骤

1．实训前指导教师讲解康复医学的工作方法和流程并进行示教指导。

2．学生分组,组内成员分别扮演康复医师和各相关康复治疗成员并以团队形式进行工作。

3．教师小结和讲评。

六、注意事项

1．康复医学是一门新兴的、具有多专业性和跨科性的学科,需要采用多学科、多专业协作的方式工作,强调学科间和学科内的合作。

2．康复病房、康复门诊和社区康复三者各自侧重点不同,其工作内容和流程也不同。

（刘会锦）

Note

第五章

康复医疗机构的建设与管理

导学

PPT

微课视频

学习目标

▲ **知识目标**

1. 掌握康复医学科的设置与常用设备。

2. 熟悉二级、三级康复医院建设标准。

3. 了解康复医学科的诊疗活动、康复医疗中心的人员配置。

▲ **能力目标**

1. 安全、科学地使用康复医学科常用设备。

2. 能够灵活运用所学内容完成康复医学科场地规划。

▲ **课程思政目标**

1. 培养学生仁爱精诚、生命至上的康复精神。

2. 培养学生严谨细致的职业态度以及崇高的使命感与责任感。

案例解析

案 例 导 入

某市区三级甲等综合医院总编制床位 2000 张,现开设康复医学科门诊、康复病房等区域,医院设置康复医学科床位 60 张,现有神经康复、疼痛康复、儿童康复、老年康复等专业方向,康复医学科编制人数 60 人。

请思考:

1. 本案例中康复医学科所需人员比例是多少?

2. 该医院康复医学科需要康复医师、康复治疗师、康复专科护士各多少人?

3. 该医院康复医学科人员配比是否合乎规范化要求?

第一节　综合医院康复医学科的建设与管理

一、康复医学科的设置与人员配备

（一）康复医学科设置的基本原则

康复医学科是一门采用医学技术诊断、治疗身心功能障碍的科室。康复医学与临床医学、预防医学和保健医学并称"四大医学"。在我国，康复医学科已是综合性三甲医院必备的科室之一。现代康复医学科是在康复医学理论的指导下，采用康复评定、物理治疗等康复治疗技术，为身体存在障碍的患者提供专业康复治疗的科室。康复医学科还可作为区域康复医学中心，为区域内的基层医疗机构提供专业的康复医学技术指导和培训，为区域范围内的居民提供康复服务。积极开展康复医疗，不仅能够有效预防残疾，减少并发症，还可提高患者的生活质量。

为指导和加强综合医院康复医学科的建设和管理，推动康复医学的发展，国家卫生部于 2011 年 4 月 14 日印发了《综合医院康复医学科建设与管理指南》（以下简称《指南》），要求综合医院根据《指南》进一步加强对康复医学科的建设和管理，规范服务，逐步提高康复医疗服务水平。《指南》指出，综合医院康复医学科是在康复医学理论指导下，应用功能评定和物理治疗、作业治疗、言语治疗、心理康复、传统康复治疗、康复工程等康复医学诊断和治疗技术，为患者提供全面、系统的康复医学专业诊疗服务的临床科室。综合医院应当具备与其功能和任务相适应的诊疗场所、专业人员、设备设施以及相应的工作制度，以保障康复医疗工作的有效开展。

（二）康复医学科的机构设置

康复医学科的组成是康复医学体系中的关键要素。康复医学科为病、伤、残者提供全面的康复服务并通过专业化的康复治疗和康复护理，帮助病、伤、残者缓解疼痛、改善身体功能、提高日常生活活动能力及心理健康水平，重返社会。根据《中共中央　国务院关于深化医药卫生体制改革的意见》中"注重预防、治疗、康复三者的结合"的要求，为促进我国康复医学的发展，加强综合医院康复医学科建设，根据《医疗机构管理条例》及其配套文件，卫生部（现国家卫生健康委员会）组织制定了《综合医院康复医学科基本标准（试行）》，作为核定医疗机构诊疗科目的依据。

三级综合医院康复医学科门诊和治疗室总使用面积不少于 1000 m²，二级综合医院康复医学科门诊和治疗室总使用面积不少于 500 m²。三级综合医院康复医学科床位数应为医院总床位的 2％～5％，二级综合医院康复医学科康复床位数不少于医院总床位的 2.5％。总之，康复医学科的组成是实现患者全面康复的重要保障。综合医院康复医学科一般应设置康复门诊、康复病房、康复治疗室三部分，康复治疗室包括物理治疗室、作业治疗室、言语治疗室、心理治疗室、中医治疗室、假肢支具室、功能评定室等（图 5-1）。

（三）康复医学科的人员配备

1. 康复医学科人员构成　见图 5-2。

2. 康复医学科人员配比　中华人民共和国卫生部印发的《综合医院康复医学科基本标准（试

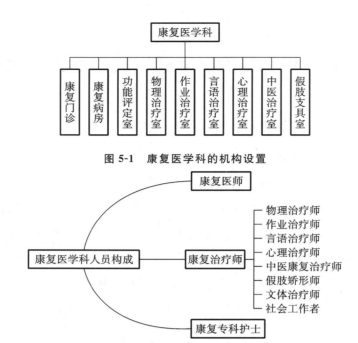

图5-1　康复医学科的机构设置

图5-2　康复医学科人员构成

行)》(卫医政发〔2011〕47号)要求,三级综合医院的康复医学科人员配比如下:①每床至少配备0.25名医师,其中至少有2名具有副高以上专业技术职务任职资格的医师;1名具备中医类别执业资格的执业医师。②每床至少配备0.5名康复治疗师。③每康复医学科病床至少配备0.3名护士。二级综合医院的康复医学科人员配比如下:①每床至少配备0.25名医师,其中至少有1名具有副高以上专业技术职务任职资格的医师;1名具备中医类别执业资格的执业医师。②每床至少配备0.5名康复治疗师。③每床至少配备0.3名护士。

3. 康复医学科人员资质要求

(1)康复医师:专门从事康复医学领域工作的医师。他们负责评估、诊断和治疗,帮助有康复需求的患者恢复功能、提高生活质量。注册康复医师需要具备医学学士或更高的学位,通过国家医学考试获得执业医师资格证。一般来说,需要先完成本科医学专业的学习,然后进一步攻读康复医学专业的硕士或博士学位,通过规范化培训转为康复医师。在一些国家,还需要通过康复医师考试获得相应的专科医师资格。康复医师要具备丰富的实践经验和专业知识、良好的沟通和人际关系技巧,以及职业道德和责任感;需要不断学习和更新自己的专业知识,并与其他医务人员如物理治疗师、作业治疗师、言语治疗师等紧密合作,为患者提供高质量的康复医疗服务。

(2)康复治疗师:通过物理疗法、作业疗法、言语疗法、康复工程、传统康复等方法促进病、伤、残者功能提高。康复治疗师需具备大专及以上学历,同时获得中华人民共和国人力资源和社会保障部、国家卫生健康委员会颁发的卫生专业技术"康复治疗师"资格证书。康复治疗师需要熟悉人体解剖学知识,具备一定的医学基础知识,熟练操作各种康复治疗技术,能应用现代康复仪器,并能明确仪器的治疗作用、注意事项、适应证及禁忌证等;同时,应具有高度的责任心、良好的职业道德、足够的耐心及体力、较强的综合分析能力和敏锐的洞察力。

(3)康复专科护士:通过护士执业资格考试,并获得护士执业证书。目前,我国对康复专科护士的资质要求与临床各科室护士要求基本相同。康复专科护士需要具备一定临床康复护理工作经验；熟悉医院康复医学科的工作流程、规章制度和操作规范；掌握各类康复护理方法和技巧，能够独立完成康复护理工作；熟练掌握常见疾病的康复护理、预防保健和健康宣教知识；并具备良好的沟通技巧和团队协作能力，能够与康复医师、患者及家属进行有效的沟通和协作。

（4）其他：其他康复团队成员，如支具与矫形器师、心理治疗师、社会工作者等须有相关专业的毕业证书和经专业技术资格认证。

知识拓展

社区康复的基本模式

1. **社会医疗合作型** 由政府的社会部门（卫生部门、中国残疾人联合会、福利机构、社会保障机构等）领导，康复专家、康复医师、康复治疗师、康复专科护士团队提供技术支持。

2. **医院附属型** 由区域性大型综合医院直属或附属，并由该综合医院提供技术支持及人才培养，以社会招聘形式完成对基层社区康复专业人员的扩充。

3. **与社区卫生中心一体化** 该型社区康复是目前社区康复的主要形式，社区卫生服务中心在服务站设置康复治疗室，并配有基础的康复训练器材和评定设施，定期对社区所辖范围内的残疾人进行康复治疗和功能评定，同时开设家庭康复病床，定期派康复专业人员到残疾人家中进行康复治疗。各区（县）所在康复中心，应有康复医师定期到周围的社区卫生服务中心进行技术指导和康复知识讲座，有针对性地举办一些社区康复技术培训班，或通过互联网进行远程教育。

4. **社会力量独立办社区康复医院** 简称民营社区康复。民营社区康复以其独特的私人经营模式，以服务康复人群为目的，合理获得利益。中国已步入老龄化社会，康复医疗服务需求量大，这为个体投资兴办社区康复医院提供了前所未有的机遇与可能性。在国家法规的支持下，个体兴办的社区康复机构不仅展现出高度的运转灵活性，还凭借其广泛的宣传影响力，成为提升社会健康意识和国民生存质量的重要力量。

二、康复医学科诊疗活动

综合医院康复医学科是在康复医学理论指导下，应用功能评定和物理治疗、作业治疗、言语治疗、心理康复、传统康复治疗、康复工程等康复医学诊断和治疗技术，为患者提供全面、系统的康复医学专业诊疗服务的临床科室。二级以上（含二级，下同）综合医院应当按照《综合医院康复医学科基本标准（试行）》独立设置科室开展康复医疗服务，科室名称统一为康复医学科。鼓励有条件的综合医院开展心理康复咨询工作。

综合医院康复医学科应当采取适宜技术开展以下康复诊疗活动。

（一）疾病诊断与康复评定

疾病诊断与康复评定包括伤病诊断，肢体运动功能评定、活动和参与能力评定、生存质量评定、运动及步态分析、平衡测试、作业分析评定、言语及吞咽功能评定、心肺功能评定、心理测验、认知与感知觉评定、肌电图与临床神经电生理学检查等。

（二）临床治疗

临床治疗指针对功能障碍以及其他临床问题，由康复医师实施的医疗技术和药物治疗等。

（三）康复治疗

康复治疗指在康复医师组织下，由康复治疗师、康复专科护士、康复工程等专业人员实施的康复专业技术服务，包括：物理治疗（含运动治疗和物理因子治疗）、作业治疗、言语吞咽治疗、认知治疗、中医康复治疗、康复辅助器具配备、康复心理治疗。

综合医院康复医学科诊疗活动应当达到以下指标。

（1）康复治疗有效率≥90％。

（2）年技术差错率≤1％。

（3）病历和诊疗记录书写合格率≥90％。

（4）住院患者康复功能评定率＞98％。

（5）三级综合医院康复医学科的平均住院日不超过30天，二级综合医院康复医学科的平均住院日不超过40天。

三、 康复医学科的管理

为规范综合医院康复医学科的设置，更好地发挥综合医院的康复医疗服务功能以及对社区康复医疗的转诊、培训和技术指导作用，进一步完善医疗卫生服务体系，满足社会不断增长的康复医学诊疗需求，根据《医疗机构管理条例》和《中华人民共和国残疾人保障法》的有关规定，需制定康复医学科管理规范。康复医学科管理规范旨在确定综合医院设置康复医学科并开展康复医学诊疗工作的基本要求，对康复医学科的组织结构、人员管理、资源配置、质量控制等方面进行规范和管理。

（一）组织结构

康复医学科的组织结构一般包括科室主任、副主任、医师、康复治疗师、护士和行政人员等。科室主任负责医疗工作的组织和管理，副主任协助科室主任完成各项工作。医师负责制订和执行康复治疗方案，护士负责康复护理工作，行政人员负责科室的日常事务管理。

（二）人员管理

康复医学科的人员管理主要包括招聘、培训、考核和激励等方面。招聘时要根据科室的需要制定招聘标准，选拔合适的人员；培训时要对新员工进行岗前培训，提高其专业水平和工作能力；考核时要制定科学、公正的考核标准，及时评估员工的绩效；激励时要根据员工的表现给予相应的奖励和晋升机会。

（三）资源配置

康复医学科的资源主要包括设备、药品和床位等。在资源配置方面，要根据科室的需求和患者的实际情况进行合理的配置。设备要保持良好的工作状态，定期进行维护和更新；药品要保证质量和有效期，及时补充和调整库存；床位要根据患者的情况进行合理的分配，避免浪费和不公。

（四）质量控制

康复医学科的质量控制涉及医疗、护理和管理等多个方面。在医疗方面，要建立规范的康复治疗流程和操作指南,确保治疗效果和安全性;在护理方面,要加强患者的护理质量监控,提高护理水平和服务质量;在管理方面,要制定科学的管理制度和规范,加强对科室工作的监督和评估。

(五)信息化建设

康复医学科的信息化建设是提高管理效率和服务质量的重要手段。

(1)建立和完善科室的信息管理系统,实现患者信息和医务信息的电子化管理。

(2)加强与其他科室和医院的信息交流和共享,提高工作协同能力。

(3)利用互联网和移动应用等技术手段扩大科室的宣传和服务范围。

(六)科研与教育

康复医学科的科研与教育是提高学科水平和推动学科发展的重要环节。

(1)鼓励科室人员参与科研项目和学术交流活动,提高科研能力和学术影响力。

(2)开展康复医学相关的继续教育和培训,提高员工的专业水平和技术能力。

总之,康复医学科管理规范与制度是保证康复医学科正常运作和发展的基础,具有重要的指导意义和实际作用。科室要根据自身的特点和需求,制定科学、合理的管理规范与制度,不断改进和完善,提高管理水平和服务质量;同时,要加强与其他科室和医院的协作,形成合力,共同推动康复医学科的发展。

四、 康复医学科的常用设备

(一)康复功能评定设备

至少独立配备运动心肺功能评定设备、肌电图与临床神经电生理学检查设备、肌力和关节活动评定设备、平衡功能评定设备、认知言语评定设备、作业评定设备等。

(二)康复治疗专业设备

1. 运动治疗 至少配备训练用垫、肋木、姿势矫正镜、平行杠、楔形板、轮椅、训练用棍、沙袋和哑铃、划船器、手指训练器、肌力训练设备、肩及前臂旋转训练器、滑轮吊环、电动起立床、治疗床及悬挂装置、功率车、踏步器、助行器、连续性关节被动训练器(CPM)、训练用阶梯、训练用球、平衡训练设备、运动控制能力训练设备、功能性电刺激设备、生物反馈训练设备、减重步行训练架及专用运动平板、儿童运动训练器材等。

2. 物理因子治疗 至少配备直流电疗设备、低频电疗设备、中频电疗设备、高频电疗设备、光疗设备、超声波治疗设备、磁治疗设备、传导热治疗设备、冷疗设备、牵引治疗设备、气压循环治疗设备等。

3. 作业治疗 至少配备日常生活活动作业设备、手功能作业训练设备、模拟职业作业设备等。

4. 言语、吞咽、认知治疗 至少配备言语治疗设备、吞咽治疗设备、认知训练设备、非言语交流治疗设备等。

5. 传统康复治疗 至少配备针灸、推拿、中药熏(洗)蒸等中医康复设备。

6. 康复工程 至少配备临床常用矫形器、辅具制作设备。

(三)急救设备

配备至少简易呼吸器、供氧设备、抢救车。

（四）信息化设备

配备至少 1 台能够上网的电脑。

第二节　康复医院的建设与管理

一、三级康复医院建设标准

（一）床位

住院床位总数 300 张以上，其中康复专业床位 75％以上。

（二）科室设置

1. 临床科室　至少设骨与关节康复科、神经康复科、脊髓损伤康复科、儿童康复科、老年康复科、心肺康复科、疼痛康复科、听力视力康复科、烧伤康复科中的 6 个科室，以及内科、外科和重症监护室。

2. 治疗科室　至少设物理治疗室、作业治疗室、言语治疗室、传统康复治疗室、康复工程室、心理康复室和水疗室。

3. 评定科室　至少设运动平衡功能评定室、认知功能评定室、言语吞咽功能评定室、作业日常活动能力评定室、心理评定室、神经电生理检查室、心肺功能检查室、听力视力检查室、职业能力评定室中的 7 个。

4. 医技科室　至少设医学影像科、检验科、药剂科、营养科、门诊手术室、消毒供应室。

5. 职能科室（部门）　至少设医疗质量管理部门、护理部、医院感染管理科、器械科、病案（统计）室、信息科、社区康复服务部门等科室（部门）。

（三）人员

（1）每床至少配备 1.4 名卫生技术人员，其中医师 0.2 名/床，康复治疗师 0.4 名/床，护士 0.3 名/床。

（2）医师中具有副高级及以上专业技术职务任职资格人数不低于医师总数的 15％。临床科室科主任应当具有副高及以上专业技术职务任职资格，临床各科室至少有 3 名中级及以上专业技术职务任职资格的医师。

（3）康复治疗师中具有中级及以上专业技术职务任职资格人数不低于康复治疗师总数的 10％。治疗科室科负责人应当具有中级及以上专业技术职务任职资格，并从事康复治疗工作 5 年以上。

（4）各临床科室医师结构合理，能够满足三级医师责任制等医疗核心制度要求。

（四）场地

（1）每床建筑面积不少于 95 平方米。病房每床净使用面积不少于 6 平方米，床间距不少于 1.2 米。

（2）康复治疗区域总面积不少于 3000 平方米。

（3）医院建筑设施执行国家无障碍设计相关标准。

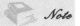

（五）设备

1. 基本设备 参照同级综合医院基本设备并结合本专业实际需要配置。

2. 专科设备

（1）康复评定：至少配备运动心肺功能及代谢功能评定、肌电图与临床神经电生理学检查、肌力和关节活动评定、三维运动分析、平衡功能评定、认知言语吞咽评定、作业评定等设备。

（2）运动治疗：至少配备训练用垫、肋木、姿势矫正镜、平行杠、楔形板、轮椅、训练用棍、砂袋和哑铃、墙拉力器、划船器、手指训练器、肌力训练设备、肩及前臂旋转训练器、滑轮吊环、电动起立床、治疗床及悬挂装置、功率车、踏步器、助行器、连续性关节被动训练器（CPM）、训练用阶梯、训练用球、平衡训练设备、运动控制能力训练设备、功能性电刺激设备、生物反馈训练设备、减重步行训练架、专用运动平板、儿童运动训练器材、情景互动训练设备以及康复机器人。

（3）物理因子治疗：至少配备电疗（包括直流电、低频电、中频电、高频电疗设备）、光疗、超声波治疗、磁疗、功能性电刺激、传导热治疗、冷疗、牵引治疗设备。

（4）作业治疗：至少配备日常生活活动作业、手功能作业训练、模拟职业作业设备。

（5）认知、言语、吞咽治疗：至少配备认知训练、言语治疗、非言语治疗和吞咽治疗设备。

（6）传统康复治疗：至少配备针灸、火罐、中药药浴、中药熏蒸等设备。

（7）康复工程：至少配备临床常用假肢、矫形器、辅具制作设备。

（8）水疗：至少配备蝶形浴槽、涡流/气泡浴槽、步态跑台浴槽等设备。

3. 信息化设备 在住院部、信息科等部门配置自动化办公设备，保证医院信息化建设符合国家相关要求。

4. 病房床单元基本装备 同三级综合医院。

5. 其他设备 有能满足日常诊疗业务需要的。

（六）规章制度

制订各项规章制度、人员岗位责任制，有国家制定或认可的诊疗指南和临床、护理技术操作规程等，并成册可用。

（七）注册资金

注册资金到位，数额由各省、自治区、直辖市卫生行政部门确定。

二、二级康复医院建设标准

（一）床位

住院床位总数100张以上，其中康复专业床位占75％以上。

（二）科室设置

1. 临床科室 至少设置骨关节康复科、神经康复科、儿童康复科、老年康复科、听力视力康复科、疼痛康复科中的3个科室以及内科、外科、重症监护室。

2. 治疗科室 至少具备物理治疗、作业治疗、言语治疗、传统康复治疗功能。

3. 评定科室 至少具备运动平衡功能评定、认知功能评定、言语吞咽功能评定、作业日常生活活动能力评定、神经电生理检查、听力视力检查中的5项功能。

4. 医技科室 至少设置超声科、检验科、放射科、药剂科和消毒供应室。

5. 职能科室（部门） 至少设医疗质量管理部门、护理部、医院感染管理科、信息科、器械科、病案（统计）室、社区康复服务科室（部门）。

（三）人员

（1）每床至少配备1.2名卫生专业技术人员，其中医师0.15名/床，康复治疗师0.3名/床，护士0.3名/床。

（2）医师中具有副高级及以上专业技术任职资格的人数不少于医师总数的10％。临床科室科主任应当具有中级及以上专业技术职务任职资格，临床各科室至少有2名具有中级以上专业技术职务任职资格的医师。

（四）场地

（1）每床建筑面积不少于85平方米。病房每床净使用面积不少于6平方米，床间距不少于1.2米。

（2）康复治疗区域总面积不少于800平方米。

（3）医院建筑设施执行国家无障碍设计相关标准。

（五）设备

1. 基本设备 参照同级综合医院设备并结合本专业实际需要配置。

2. 专科设备

（1）康复评定：至少配备运动功能评定、肌力和关节活动评定、平衡功能评定、认知言语评定、作业评定等设备。

（2）运动治疗：至少配备训练用垫、肋木、姿势矫正镜、平行杠、楔形板、轮椅、训练用棍、沙袋和哑铃、墙拉力器、肌力训练设备、前臂旋转训练器、滑轮吊环、电动起立床、功率车，治疗床（含网架）、连续性关节被动训练器（CPM）、训练用阶梯、训练用球、踏步器、助行器、平衡训练设备、运动控制能力训练设备、功能性电刺激设备、儿童运动训练器材等。

（3）物理因子治疗：至少配备电疗（包括直流电、低频电、中频电、高频电疗设备）、光疗、超声波治疗、磁疗、功能性电刺激、传导热治疗、冷疗、功能性牵引治疗等设备。

（4）作业治疗：至少配备日常生活活动作业、手功能作业训练、模拟职业作业等设备。

（5）认知言语治疗：至少配备认知训练、言语治疗、非言语交流治疗等设备。

（6）传统康复治疗：至少配备针灸、火罐、中药药浴、中药熏蒸等设备。

3. 信息化设备 在住院部、信息科等部门配置自动化办公设备，保证医院信息化建设符合国家相关要求。

4. 病房床单元基本装备 同二级综合医院。

5. 其他设备 有能满足诊疗业务需要的其他设备。

（六）规章制度

制订各项规章制度、人员岗位责任制，有国家制定或认可的诊疗指南和临床、护理技术操作规范等，并成册可用。

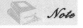

（七）注册资金

注册资金到位,数额由各省、自治区、直辖市卫生行政部门确定。

思政课堂

　　结合本节课内容,组织学生以小组为单位就"脑卒中患者的功能康复训练(急性期、恢复期、后遗症期)"康复团队的工作职责进行讨论,进一步培养学生医者仁心、生命至上的大医精神以及严谨求实的科学态度。

第三节　康复医疗中心的建设与管理

康复医疗中心是独立设置的为慢性病、老年病以及疾病治疗后恢复期、慢性期康复患者提供医学康复服务,促进功能恢复或改善,或为身体功能(包括精神功能)障碍人员提供以功能锻炼为主,辅以基础医疗措施的基本康复诊断评定、康复医疗和残疾预防等康复服务,协助患者尽早恢复自理能力、回归家庭和社会的医疗机构。

康复医疗中心以接收经综合医院康复医学科或康复医院住院康复治疗后,病情处于稳定期或后遗症期,功能仍需要缓慢恢复或进一步稳定,虽不需要大量医疗护理照顾,但又不宜直接回归家庭的患者为主。

康复医疗中心不包括医疗机构内部设置的康复部门,也不包括以提供医疗康复为主的二、三级康复医院。

一、床位设置

提供住院康复医疗服务的,设置住院康复床位总数20张以上。

不提供住院康复医疗服务的,可以不设住院康复病床。但应设置不少于10张的日间康复床。

二、科室设置

（1）能够开展以功能促进及残疾评定为目的的功能评测项目,如运动功能、感觉功能、言语功能、认知功能、情感-心理-精神功能、吞咽功能、二便控制功能、儿童康复功能评定,日常生活活动能力评定,个体活动能力和社会参与能力评定,生活质量评定等。

（2）能够开展脑损伤(如脑卒中、脑外伤、小儿脑瘫等)、脊柱脊髓损伤、周围神经损伤等神经系统疾病的康复医疗;骨折-脱位、截肢、髋-膝关节置换术后、运动损伤等骨-关节系统疾病或损伤的康复医疗;慢性疼痛的康复医疗;儿童康复医疗;老年康复医疗;肿瘤康复医疗;中医康复治疗(包括针灸、推拿、拔罐、中药熏洗治疗等)以及一些明显功能障碍(如下肢深静脉血栓形成、压疮、肌挛缩、关节挛缩、异位骨化、神经源性膀胱和肠道等)稳定期或后遗症期的康复处理等专业中的一种或多种康复医疗服务,并能够开展与所提供康复服务相关的急救医疗措施。

（3）能够开展物理治疗(包括运动治疗,如主动运动训练、被动运动训练、辅助用具训练等;物理因子治疗,如电疗、热疗、冷疗、磁疗、光疗、超声治疗、力学疗法、生物反馈治疗等)、作业治疗(包括日常生活活动训练、职业活动训练、教育活动训练、娱乐-休闲活动训练、认知-行为作业训练、家庭生活训练、人际交往训练、主要生活领域训练、社会-社区-居民生活训练、社会适应性训练等）、言语治疗（包括失语症治疗、构音障碍治疗、语言发育迟缓治疗等）和康复辅具应用（包括假肢－矫形器、轮椅、自助具、智能辅助装置等）。

（4）设置康复床位超过 30 张的康复医疗中心，可提供亚专科康复服务。设置康复住院床位和只设置门诊康复医疗床位的康复医疗中心，均可提供日间综合性康复医疗服务和家庭康复医疗指导。

（5）能够提供满足所开展康复医疗服务需要的医学影像、医学检验、药事、营养和消毒供应等保障服务。其中，医学影像、医学检验和消毒供应服务等项目可由第三方专业机构提供。

三、人员设置

（1）设置住院康复床位的，应按每床至少配备 0.5 人的标准配备卫生专业技术人员，其中医师、康复治疗师和护士比例不低于 1：2：3。

未设置住院床位的，至少应配备 5 名卫生专业技术人员，其中医师不少于 1 名，康复治疗师不少于 2 名。

护理员的数量，由康复医疗中心据实际工作需要确定。

（2）提供两种或以上专业康复医疗服务的，每个专业至少应有 1 名康复医师或具有本专业技术任职资格的医师。设置药剂、检验、辅助检查和消毒供应部门的，应当配备具有相应资质的卫生专业技术人员。

（3）非康复专业的临床或中医类别的医师、康复治疗师应具有 6 个月以上、护士应具有 3 个月以上在综合医疗机构康复部门或者二、三级康复医院从事康复治疗工作或接受培训的经历；技师应经过相关专业技术和管理培训并取得合格证书；护理员应接受过医疗机构或专业机构的系统培训。

（4）有条件的康复医疗中心应至少聘有 1 名全职或兼职精神心理专业人员，保证每周提供不少于 1 天的精神心理康复服务。

（5）所有医护人员、护理员须熟练掌握心肺复苏等急救操作。

（6）配备质量安全和医院感染防控管理人员。

四、基本设施与设备

（一）基本设施

（1）康复医疗业务用房至少应当设有接诊接待（包括入院准备）、康复治疗、康复训练和生活辅助等功能区域。其中，康复训练区总面积不少于 200 平方米。提供住院康复医疗服务的，还应当设有住院康复病区。

（2）设置住院康复床位的，每床建筑面积不少于 50 平方米。病室每床净使用面积不少于 6 平方米，床间距不少于 1.2 米。

未设置住院康复床位的，康复医疗业务用房建筑面积不少于 500 平方米。

（3）整体建筑设施执行国家无障碍设计相关标准，并符合消防、安全保卫、应急疏散和防跌倒、防坠床、防自残（自杀）、防走失、防伤人等功能要求。

（二）基本设备

1. 常规设备　参照一级综合医院基本设备。

2. 专科设备　根据所开展康复医疗服务的专业设置，配备满足开展业务需要的专科设备。

（1）康复评定：根据所提供康复功能评定，配备相应的运动功能评定、平衡功能评定、认知言语评定和作业评定等设备。

（2）运动治疗：至少配备训练用垫、肋木、姿势矫正镜、平行杠、楔形板、轮椅、训练用棍、沙袋和哑铃、墙拉力器、肌力训练设备、前臂旋转训练器、滑轮吊环、电动起立床、功率车、治疗床（含网架）、训练用阶梯、训练用球、踏步器、助行器、平衡训练设备、运动控制能力训练设备、功能性电刺激设备、儿童运动训练器材等。

（3）物理因子治疗：至少配备电疗、光疗、超声波治疗、传导热治疗、冷疗、功能性牵引治疗等设备。

（4）作业治疗：至少配备日常生活活动作业、手功能作业训练、模拟职业作业等设备。

（5）中医康复治疗：至少配备针灸、火罐、中药药浴、中药熏蒸等设备。

3. 信息化设备 配置具备信息报送、传输和自动化办公功能的网络计算机等设备，配备与功能相适应的信息管理系统，保证医疗信息化建设符合国家与所在区域相关要求。

4. 病房床单元基本装备 同一级综合医院。

5. 其他设备 有能满足诊疗业务需要的其他设备。

五、管理规范

建立医疗质量管理体系，制定各项规章制度、人员岗位职责，施行由国家发布或认可的诊疗技术规范和操作规程。规章制度至少包括患者登记制度、医疗文书管理制度、患者安全制度、患者抢救与转诊制度、患者隐私保护制度、医疗服务标准、住院康复管理制度、质量管理与控制制度、信息管理制度、设施与设备管理制度、药品耗材管理制度、医院感染防控管理制度、医疗废物处置管理制度、医务人员职业安全防护管理制度、停电停水等突发事件的应急预案以及消防制度。工作人员必须参加各项规章制度、岗位职责、流程规范的学习和培训，并有记录。

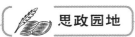 **思政园地**

伏羲制九针

针灸是中国传统医学中独特的治疗方法之一，已成为中医走向世界的窗口。探寻针灸疗法的历史，最早可以追溯到上古的伏羲时代。传说伏羲是创制针刺技术的鼻祖，晋代皇甫谧在《帝王世纪》中曾记载伏羲制九针。这里的"九针"指的是九种大小、形状不同的金属针刺工具。另外，宋代罗泌的《路史》记载伏羲制砭。这里的"砭"一般认为是用以治病的石针。伏羲在医学上的重要贡献是尝百草制九针，从此开始有针刺疗法。此前为砭石疗法，起源于新石器时代，故有砭、针、灸、药、导引五大医术之说。随着社会生产力的不断发展，针具逐渐发展成如今用的不锈钢针。随后，针刺疗法又与药灸结合，发展成针灸疗法，沿用至今。

纵观历史长河，伏羲等古代医生在医疗实践中注重观察和研究，他们通过望、闻、问、切等多种方式了解患者情况，并运用自己的经验和智慧制订治疗方案。这种科学态度和方法对于现代医学仍然具有启示意义。他们不畏艰难险阻，不懈追求，展现出令人钦佩的敬业精神，这正是当今时代我们应当内化于心、外化于行的职业素养典范。我们应当积极学习他们那种深入钻研、勇于探索的研究精神，从中汲取智慧与灵感，不断提升自我，以期更高效地服务于患者，回馈社会，共同推动健康事业的进步与发展。

本章小结

1. 综合医院康复医学科一般应设置康复门诊、康复病房、康复治疗室三部分,治疗部分可包括物理治疗室、作业治疗室、言语治疗室、心理治疗室、中医治疗室、假肢支具室、功能评定室等。

2. 三级综合医院的康复医学科每床配备医师至少0.25名,其中至少有2名具有副高级以上专业技术职务任职资格的医师;1名具备中医类别执业资格的执业医师。每床至少配备0.5名康复治疗师。每康复医学科病床至少配备0.3名护士。

3. 康复医学科的常用设备包括康复功能评定设备、康复治疗专业设备(运动治疗,物理因子治疗,作业治疗,言语、吞咽、认知治疗,传统康复治疗,康复工程)、急救设备、信息化设备。

4. 康复医疗中心是独立设置的为慢性病、老年病以及疾病治疗后恢复期、慢性期康复患者提供医学康复服务,促进功能恢复或改善,或为身体功能(包括精神功能)障碍人员提供以功能锻炼为主,辅以基础医疗措施的基本康复诊断评定、康复医疗和残疾预防等康复服务,协助患者尽早恢复自理能力、回归家庭和社会的医疗机构。

（刘　爽）

线上评测

扫码在线答题

讨论题

讨论题

解析

1. 简述康复医学科的功能与作用。

2. 简述康复医学科的人员构成。

3. 康复医学科常用设备如何分类?

4. 康复医学科功能评定的设备有哪些?

5. 请列举运动疗法室的基本设备。

6. 请列举作业治疗室上肢及手作业的训练工具。

技能实训

实训二　康复医学科设置及常用设备

一、实训目的

（1）熟悉康复医学科的设置、功能与作用。

（2）了解康复医学科的常用康复治疗设备。

（3）培养学生严谨细致的职业态度。

二、实训时间

2 学时。

三、实训场所及设备

1. 实训场地 康复治疗实训室。

2. 实训设备 PT 床、PT 凳、病历本、笔等。

四、实训方法

1. 分组讨论 将学生分成若干小组，进行常用设备使用团队协作与沟通方面的讨论和练习。

2. 实战演练 在模拟场景中，让学生扮演不同的角色，进行沟通和协作的实战演练。

3. 效果评估 通过观察学生的表现和反馈，对康复医学科常用设备使用效果进行评估和总结，以便改进教学方法和提高教学质量。

五、实训内容与步骤

1. 设备准备

（1）确认设备类型和编号，根据设备类型和编号准备相应的操作区域和工具。

（2）检查电源、线路、插头等是否安全、完好。

（3）准备治疗所需的相关物品，如治疗巾、电极片、光敏胶等。

（4）确认设备的操作指南和注意事项，了解操作流程和应急处理措施。

2. 患者评估

（1）询问患者病史、症状和体征，确认患者符合设备治疗适应证。

（2）进行相关检查和评估，如神经功能评估、肌肉力量评估等，以制订相应的治疗方案。

（3）向患者说明治疗目的、方法和注意事项，并获得患者的知情同意。

3. 治疗方案制订

（1）根据患者评估结果，制订相应的治疗方案，包括治疗剂量、时间、频率等。

（2）确定治疗目标和计划，制订个性化的治疗方案。

（3）与患者及家属沟通治疗方案，并获得签字确认。

4. 治疗实施

（1）根据治疗方案准备好相应的设备和物品。

（2）为患者提供治疗服务，如电疗、光疗、按摩等。

（3）在治疗过程中，密切观察患者的反应和病情变化，并及时调整治疗方案。

（4）做好治疗记录，包括治疗时间、剂量、反应等。

5. 效果评估

（1）在治疗过程中，定期进行效果评估，以了解治疗效果，并据此调整治疗方案，以达到最佳治疗效果。

（2）向患者及家属反馈评估结果，并解答相关问题。

Note

六、注意事项

1. 记录与报告

（1）详细记录治疗过程和效果，包括治疗时间、剂量、反应等。

（2）根据要求填写相关报告和表格，及时上报给医生和上级管理部门。

（3）对治疗过程中的不良事件进行报告和处理，并记录处理结果。

2. 设备清洁与维护

（1）在使用完毕后，对设备进行清洁和维护，以确保设备完好和清洁卫生。

（2）定期进行设备的检查和维护，包括电源、线路、插头等。

（3）按照设备说明书进行定期保养和维护，保证设备的正常运行和使用寿命。

3. 紧急情况处理

（1）在操作过程中若遇到紧急情况，应立即停止操作并呼叫医生或上级管理部门。

（2）对于出现意外情况的患者，应立即采取必要的急救措施并送往医院救治，同时向上级管理部门报告并记录处理结果。

（刘　爽）

康复医学科工作规范

学习目标

▲ **知识目标**

1. 掌握康复医学科治疗处方的分类及内容、相关康复治疗记录书写规范。

2. 熟悉康复医学科门诊、病房、各治疗室工作诊疗规范。

3. 了解康复医学科病历特点、入院记录的内容和要求。

▲ **能力目标**

1. 能书写康复治疗处方。

2. 能填写康复治疗记录单。

3. 能说出康复医学科入院病历记录内容。

▲ **课程思政目标**

1. 培养学生科学严谨的工作态度、良好的医患沟通能力和人文关怀精神。

2. 引导学生树立团结协作、爱岗敬业、乐于奉献的职业精神。

案 例 导 入

患者,女,58岁,因左侧肩关节酸痛、活动受限7个月余入院。患者平日操持家务、照顾孩子。今年7个月前开始,晚上睡觉时,左侧肩部酸痛难耐,偶尔向颈部及整个上肢放射,抬肩疼痛加重,活动受限,梳头困难。日轻夜重,得热则痛缓。

体格检查:发育正常,营养中等,神疲体倦,左肩部广泛压痛,肩后部明显。左手臂上举、外旋、后伸等动作均受限,左侧三角肌后缘出现轻度肌肉萎缩现象。

X线片显示:肩关节未见明显异常。诊断为肩关节周围炎。

请思考:

怎样完成该患者的接诊工作?怎样规范书写患者的医疗文书?

Note

第一节　康复医学科诊疗工作规范

一、康复医学科门诊接诊工作规范

（一）门诊医师接待门诊或转诊患者规范

康复医学科门诊医师应详细询问患者的基本情况，包括一般资料、病史，进行相应的体格检查、必要的实验室检查和影像学检查，经过分析做出明确诊断后，确定康复治疗方案，并在门诊病历上简要书写和记录临床诊断、康复评定结果、康复治疗项目，然后开具填写康复项目的治疗单，请患者交费后到相应治疗室进行治疗。为需要住院的患者办理相关手续，将其收入病房，对不适宜进行本科治疗的患者应介绍可就诊的其他相关科室。

（二）门诊接收临床各科医师转来康复治疗的患者规范

一般由其他科室医师在门诊病历上写明诊断、临床就诊经过和转诊意见，嘱患者挂号后到康复医学科门诊就诊。康复医学科门诊医师接诊，分析明确临床诊断后，进行康复评定，确定康复治疗方案后引导患者到相应治疗室治疗。

（三）门诊接诊中途自行中断治疗时间超过1周患者规范

康复医学科应按初诊手续安排医师接诊，确定是否按原康复治疗方案或重新制订康复治疗方案后进行治疗。

（四）康复治疗师接到治疗单后做出相应的治疗记录规范

康复治疗师安排具体治疗时间，为患者进行康复治疗。

（五）康复医师对接受治疗的患者定期复查规范

康复医师了解治疗效果及病情变化后，修改康复治疗方案，记录复查情况。

（六）康复治疗师对康复治疗效果进行初步评定规范

完成一个康复治疗疗程后，需要评估康复效果。康复治疗师需请患者到门诊复查，以决定是否继续进行康复治疗。

二、康复医学科病房工作规范

（一）康复医学科病房医师接诊患者范围

康复医学科病房医师接诊康复医学科门诊医师收入院患者、临床各科医师确诊需要进行康复治疗的患者和急诊医师收入院患者。

（二）规范康复医学科出入院流程

告知患者及家属康复医学科出入院流程，以方便患者就医。各医院康复医学科可根据自己科室的具体情况拟定方便、适用的出入院流程。康复医学科病房出入院一般流程如下。

1. 入院流程　康复医学科医师开具入院通知→患者或家属去住院处交费办理入院手续→患者

或家属将入院手续交回康复医学科护士办公室→主管护士安排床位,通知值班医师→值班医师问诊、查体、进行康复评定,制订康复治疗方案及具体康复治疗项目,开医嘱,完成康复入院病历。

2. 出院流程 由康复医学科主管医师通知出院并交代相关注意事项→康复医学科医师开具出院证明→通知康复医学科护士办公室主管护士办理出院相关手续→患者或家属到住院处结算住院费用→患者或家属回病房清点物品,出示发票后离开。

(三)康复医学科患者入院接待工作

(1)康复医学科病房工作人员接到住院处电话得知有住院患者时,由主管护士安排床位,准备床单和患者所需物品。

(2)迎接新患者:主管护士安排患者到床位休息后,尽快告知值班医师。值班医师进行问诊、查体、康复评定并开医嘱,完善各项检查,确定治疗方案,完成住院病历。护士评估患者并给予相应护理措施,做好记录。

(3)护士执行医嘱并对患者进行分级护理。

(4)如遇抢救患者,护士应沉着冷静地与医师密切配合,操作轻稳准确。

(5)如患者的皮肤脏污,应及时清洁并换上病员服。冬季注意保暖,防止受凉。

(6)重症患者应留一名陪护人员,以便询问病史并及时与家属沟通。患者的贵重物品交家属保管。

(7)主管护士询问患者的病情和一般情况,向患者及陪护人员介绍病区环境和有关规章制度,使患者尽快适应环境。

(8)主管护士填写住院病历及各种卡片,做好入院登记,认真详细地填写各种护理文件。

(9)完成患者的护理评估,测量体温、脉搏、呼吸、血压、体重,了解患者病史、健康状况、药物过敏史等,制订护理计划。

(四)做好三期康复评定

患者一般需要做初期、中期、末期康复评定。

1. 初期康复评定 在治疗前,进行初期评定。通过问诊、查体和康复评定掌握患者各种功能障碍程度、致残原因和残存功能。以此为依据,预测康复的预后情况,拟订患者康复的短期、长期目标,并制订行之有效的康复治疗方案及具体康复治疗项目,进行全面康复治疗。

2. 中期康复评定 康复治疗到一定阶段(一般为一个月)后,进行中期康复评定。判定治疗效果后调整短期目标和治疗计划,制订新的治疗方案,继续进行康复治疗。通过反复再评定,确认患者恢复至最佳状态。

3. 末期康复评定 治疗结束后,对患者进行末期康复评定以决定患者今后的去向。

(五)康复治疗查房制度

康复治疗查房是康复专业人员学习知识,提高业务水平的重要途径。应在报告病例的基础上,针对患者和病例的特点,进行有针对性、有目的的分析与讨论,使参与者在业务上有所收获。

1. 查房目的 学习医学知识,学习康复治疗专业的理念,理论,学习康复治疗的新技术、新技能、经验等,找出康复治疗上的难题。

2. 查房要求

（1）康复治疗查房要有组织、有计划、有重点、有专业性，通过康复治疗查房发现患者存在的康复治疗问题、制订康复治疗措施并针对问题及措施进行讨论，以提高康复治疗质量。

（2）康复治疗查房要围绕新技术、新业务开展，注重经验教训的总结，突出与临床及康复治疗密切相关的问题。通过康复治疗查房促进临床康复治疗技能及康复治疗理论水平的提高，同时解决临床及康复实际中的问题。

（3）康复治疗查房可采用多种形式，如个案康复治疗、危重疑难病例的康复治疗总结。

（4）治疗单元每季度组织一次康复治疗部大查房，康复治疗部每月组织一次全院性大查房。

（5）查房前要进行充分的准备并提前通知参加人员康复治疗查房的内容。

（6）康复治疗查房主持人要选择有临床经验，具有一定的专业理论水平的护师或主管护师。康复治疗师长及康复治疗室教学老师对整个查房过程给予质量监控，对查房中出现的问题能及时予以纠正。

3. 查房程序

（1）康复治疗查房前由康复治疗师长或教学老师及查房主持人选择适宜的病例。

（2）根据病例学习、总结相关的知识，并安排康复专业人员查阅有关资料，为报告做准备。

（3）提前通知参加人员康复治疗查房内容，并发送有关资料。

（4）康复治疗查房开始时由主持人先介绍查房内容，后依次做病例介绍，讲解相关疾病的治疗、康复治疗要点、此病例的康复治疗措施及措施依据，讨论，最后由康复治疗师长或教学老师进行总结性发言。

三、 康复治疗室工作规范

（一）康复医学科运动治疗室工作规范

（1）治疗师根据康复医师填写的治疗申请单，在康复治疗师长和组长的指导下，负责具体的康复治疗工作。

（2）对患者进行康复评估：通过参加康复治疗评估会，反映患者功能障碍问题、康复治疗方案及预后等，与康复医师共同确定康复治疗的种类、强度、疗程，制订合适的运动治疗方案。

（3）认真执行评估会的医嘱，严格按照操作常规进行运动治疗。治疗过程中注意观察患者病情变化、康复治疗效果及反应，并及时向康复医师反馈。应及时处理有关意外情况，严防差错事故发生，认真做好医疗安全工作。

（4）定期对患者的功能状况进行评估，并做好详细记录。分析患者现存的主要问题，明确康复治疗目标，完善康复治疗计划及措施。

（5）认真做好安全宣教工作，对患者及家属和陪护人员进行康复等常识的宣传工作。介绍各项运动治疗方法的作用及注意事项，以使患者及家属和陪护人员能理解、配合，并主动参与运动治疗。

（6）认真做好运动治疗设备的日常维护和检查，若发现问题，及时向组长汇报，及时维修，保证仪器设备的安全使用，避免和减少意外事件的发生。

（7）认真学习相关专业理论知识，熟练掌握各项常用实践技能，提高自身的康复治疗水平。

（8）积极参加科室内康复小组的讨论、学习活动，积极钻研业务，运用国内外先进技术和经验，开展新技术、新项目。

(9) 协助上级治疗人员开展科研工作,按要求做好资料的收集、项目的申报和开展工作。

(二) 康复医学科理疗治疗室工作规范

(1) 操作前需检查仪器电源、线路,保证治疗与操作安全。

(2) 实施治疗前应仔细核对患者姓名和理疗种类、方法、部位、剂量、时间,按照医嘱及治疗申请单要求进行治疗。

(3) 治疗过程中严格掌握仪器的操作规程,严防差错事故。

(4) 日常工作中对患者进行理疗常识的宣传工作,介绍理疗注意事项,做好各种防范措施。

(5) 熟知理疗工作室仪器的安装、保养和管理,定期进行仪器的检修和鉴定。

(6) 对日常使用的药剂、电极片等易耗品进行严格管理,杜绝浪费。

(7) 加强理论与实践学习,参加经验交流会议,开展新技术和新疗法。

(8) 治疗结束后,治疗师负责记录治疗日期、部位、剂量、时间、有无不良反应,并签名。

(9) 所有患者治疗结束后,应关好仪器设备,切断电源,并注意关好门窗、水电等设施。

(10) 对各种仪器与设备、用品、药品应分工负责管理,定期检查、领取、更换、维修与保养、报废等。

(三) 康复医学科作业治疗室工作规范

(1) 凡需作业治疗的患者,均应先由康复医学科医师填写治疗申请单。

(2) 治疗师根据患者疾病的特点和患者的具体情况,制订合适的作业治疗方案。

(3) 对患者的功能状况进行定期评估,并做好详细记录,以确定患者的问题,拟订康复治疗计划及康复措施。

(4) 在治疗过程中要密切观察、了解患者的情况和反应,并向患者交代注意事项和自我观察的方法,取得患者的配合。

(5) 管理好作业治疗室的各种作业训练器械,经常维修、保养,确保治疗安全。

(6) 治疗师要不断学习国内外先进的治疗技术和方法以提高自身的康复治疗水平。

(四) 康复医学科言语、吞咽治疗室工作规范

(1) 收集患者的临床专科资料,根据患者的实际情况,需言语和吞咽治疗的患者,由康复医学科医师填写治疗申请单。

(2) 言语、吞咽治疗室的治疗师对患者进行言语表达和吞咽功能检查后,进行评定分级,制订合适的治疗方案。

(3) 做好相关记录,对患者的功能状况进行定期评估。

(4) 治疗过程中要密切观察患者反应,采用多样的训练方式,避免长期枯燥乏味的训练。

(5) 做好消毒工作,经常清洁、保养治疗设备,并定期进行维修、检测,以确保安全使用。

(6) 保持治疗室清洁,不得在治疗室内吸烟、喧哗。

(7) 治疗师要不断学习国内外先进的治疗技术和方法以提高自身的康复治疗水平。

(五) 康复医学科中医康复治疗室工作规范

(1) 医师应认真、详细询问患者病情,明确诊断及辨证分型;要以功能为向导,注重全面康复。

传统疗法包括中药、针灸、推拿、拔罐、刮痧、气功以及传统太极拳、八段锦等。

（2）结合患者病情，选取适宜的治疗方法。

（3）开具中药处方时应注意配伍原则；针灸、推拿等操作应严格遵守操作规程。

（4）经常对诊疗器械进行消毒及检查，及时清除损坏的器械，确保诊疗安全。

（5）保持治疗室干净整洁，营造良好的就医环境。

（6）医师要不断学习国内外先进的治疗技术和方法以提高自身的诊疗水平。

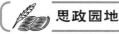 **思政园地**

张仲景制定古代医学规范

东汉末年，著名的医学家张仲景以其卓越的医术和严谨的医学态度而著称。张仲景生活在一个疫病频发的年代，他深知规范治疗对于控制疫情、拯救生命的重要性。因此，他致力于研究各种疾病的病因、病理和治疗方法，并总结出一套行之有效的治疗方案。其代表作《伤寒杂病论》确立了中医辨证论治的基本法则，是中医学经典著作。

张仲景创制的金匮肾气丸以补肾益气为主要功效，对于治疗肾虚引起的各种症状具有显著疗效。张仲景在创制这种药物时，严格遵守了医学规范，经过反复试验和验证，确保药物的安全性和有效性。

张仲景非常注重医学传承和规范教育。他将自己的医学知识和经验整理成书籍，传授给后来的医者。这些书籍不仅详细记录了各种疾病的治疗方法，还强调了医学规范的重要性，为后世的医学发展提供了宝贵的借鉴。

启示：张仲景等古代医者严格遵守医学规范，使医术得以传承和发展，为后世的医学事业做出了巨大贡献。同时，这些规范也为古代社会的医疗卫生事业提供了有力的保障，使得人们在面对疾病时能够得到科学和有效的治疗。

第二节　康复医学科文件书写规范

一、康复病历书写规范

（一）康复病历的特点

康复病历是指患者入院后，由经治医师通过问诊、查体、辅助检查获得有关资料，并对这些资料进行归纳、分析、书写而成的记录。

康复病历分为入院记录、再次或多次入院记录、24 小时内入出院记录、24 小时内入院死亡记录。

（二）入院记录的书写格式及要求

入院记录内容包括患者一般情况（姓名、性别、出生日期或年龄、民族、婚姻状况、出生地址、职

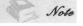

业、单位或住址、入院日期、记录日期、病史陈述者)、主诉、现病史、既往史、个人史、婚育史、女性患者的月经史、家族史、体格检查、专科情况、辅助检查、初步诊断及书写入院记录的医师签名等。

入院记录应在患者入院后 24 h 内完成。对急危重症患者,要求即时书写首次病程记录,待抢救后情况许可时再及时书写入院记录。

1. 主诉　主诉是指关于促使患者就诊的主要症状或体征及持续时间的记录。记录应简明扼要,不要超过 20 字,原则上不能用诊断或检查结果来代替主诉;若有几个主要症状,须按发生的先后顺序排列。

2. 现病史　对患者本次疾病的发生、演变、诊疗等方面详细情况的记录,应当按时间顺序书写。包括以下几个方面。

(1)发病情况:记录发病时间、地点、起病缓急、前驱症状、可能病因或诱因。

(2)主要症状特点及其演变情况:按发生的先后顺序描述主要症状的部位、性质、持续时间、程度、缓解或加剧因素,以及演变发展情况。

(3)伴随症状:记录伴随症状发生的时间、特点、演变情况及与主要症状之间的关系。

(4)发病后诊治经过:记录患者发病后到入院前,在院内、院外接受检查、诊断、治疗与康复的详细经过、疗效和反应等。

(5)与鉴别诊断有关的阳性或阴性资料等。

(6)发病以来日常生活活动能力描述:包括进食、穿衣、修饰、洗澡、二便控制、如厕、转移、行走及上下楼梯等情况。

(7)一般情况:精神状况、睡眠、饮食、二便、体重变化等。

(8)与本次疾病虽无密切关系,但在住院期间仍需给予治疗的其他疾病情况,应在现病史后另起一段予以记录。

3. 既往史　患者过去的健康和疾病情况。内容包括既往一般健康状况、疾病史、传染病史、预防接种史、手术史、外伤史、中毒史、输血史、食物或药物过敏史及药物成瘾史等。应做系统回顾。

4. 个人史　包括个人出生地、生长史、疫区居留史、烟酒嗜好史、职业史;对儿童,须记录喂养史、预防接种史和生长发育史。

5. 婚姻、生育及月经史　包括婚姻状况、结婚年龄、配偶健康状况、有无子女等。对于女性患者记录初潮年龄、行经期天数、间隔天数、末次月经时间(或闭经年龄)、月经量、痛经、白带及生育等情况。

6. 家族史　家族类似疾病及遗传病史,包括父母、兄弟、姐妹健康状况,有无与患者类似疾病,有无家族遗传倾向的疾病。

7. 体格检查　应当按照系统循序进行书写。内容包括体温、脉搏、呼吸、血压,一般情况,皮肤、黏膜,全身浅表淋巴结,头部及其器官,颈部,胸部(胸廓、肺脏、心脏、血管),腹部(肝、脾等),肛门,外生殖器,脊柱,四肢等。

8. 专科情况　专科情况应当根据专科疾病特点重点记录专科特殊情况。若某病没有出现症状和体征,则不必填写,一律用斜杠在空格处封闭,不能漏项,如骨科患者不出现神经系统疾病的特征,则不填相关项目。具体说明举例如下。

（1）"高级脑功能"处按序填写。

（2）"运动功能"项下"肌张力"处：对患者肢体肌张力情况如降低、正常、增高进行填写，如增高可自行选择量表（如改良 Ashworth 量表等）进行文字描述。

（3）"运动功能"项下"肌力"处：自行选择量表（如徒手肌力评定等）对患者肢体肌力情况进行文字描述，如屈肘、伸腕、屈髋、伸膝、踝背伸等肌力。对于周围神经的病损，要按肌群详细填写。

（4）"运动功能"项下"关节活动度"处：对患者各个关节活动情况自行描述，如颈椎、肩关节、膝关节等。

（5）"运动功能"项下"骨科及其他情况"处：如涉及骨科其他检查内容，如颈椎、腰椎、躯干、四肢等特殊检查方式，可在此处用文字描述，如椎间孔挤压试验、臂丛牵拉试验、直腿抬高试验、"4"字试验、仰卧挺腹试验、股神经牵拉试验、Tinel 征及托马斯征等内容。

（6）"运动功能"项下"Brunnstrom 分期"处：如患者为单侧偏瘫，填写一侧即可；如患者为多次脑卒中或脑干卒中，表现为双侧偏瘫或交叉瘫，则双侧均填写。

（7）其他未提到内容按序填写即可。

9. 辅助检查　入院前所做的与本次疾病相关的主要检查及其结果。应按检查时间顺序记录检查结果，如为在其他医疗机构所做的检查，应当写明该机构名称及检查号。

10. 初步诊断　经治医师根据患者入院时情况，综合分析所做出的诊断。如初步诊断为多项时，应当主次分明。对待查病例应列出可能性较大的诊断。注意将疾病诊断写在前，将功能诊断写在后。例如：

（1）疾病诊断：①脑梗死（左侧基底节，恢复期）。②高血压（3 级极高危）。

（2）功能诊断：右侧肢体偏瘫，混合性失语，ADL 部分依赖。

这样描述符合病历书写中诊断的通用规则和一贯原则，也便于在卫生统计时对疾病谱和一段时间住院患者疾病构成比做准确统计，以明确引起某种障碍的疾病及数量。

11. 修正诊断　凡症状待诊的诊断及初步诊断，已书写的诊断不完善或不符合病症时，上级医师需做"修正诊断"，一般写在初步诊断的右侧。

12. 签名及日期　书写入院记录的医师签名及日期，完成日期及时间应在患者入院 24 h 内。

附 1　康复住院病历范例

一、高级脑功能

意识状态（清醒　嗜睡　昏睡　昏迷）　　　　言语（流利　失音　失语　口吃）

对答（切题　不切题）　　　　　　　　　　理解力（正常　减退）

注意力（正常　减退）　　　　　　　　　　计算力（正常　减退）

定向力（正常　减退）　　　　　　　　　　记忆力（正常　减退）

精神状态（正常　焦虑　抑郁　幻听　幻视　烦躁　强哭　强笑　多语　欣快）

二、运动功能

1. 一般情况

肌肉（正常　萎缩　肿胀　痉挛　部位＿＿＿＿＿＿）

关节(正常　畸形　发红　肿胀　疼痛　部位_____)

肢体围度(正常　增大　减小　部位_____)

2. 肌张力:_____

3. 肌力:_____

4. 关节活动度:_____

5. 骨科及其他情况:_____

6. Brunnstrom 分期(脑卒中、脑外伤患者填写)

_____侧　上肢_____期　手_____期　下肢_____期

_____侧　上肢_____期　手_____期　下肢_____期

7. 手功能(脑卒中患者填写)

失用手　辅助手 C　辅助手 B　辅助手 A　实用手 B　实用手 A_____侧

8. 肩关节半脱位(脑卒中患者填写):(无/有_____侧)

肩痛(无/有_____侧)　手肿(无/有_____侧)

9. 指鼻试验(正常/异常_____侧)　跟膝胫试验(正常/异常_____侧)

10. 不自主运动(无/有_____侧)　膝踝试验(正常/异常_____侧)

11. 利手(左　右　双利)

三、言语功能

1. 失语症

布洛卡失语_____　感觉性失语_____　传导性失语_____

命名性失语_____

经皮质运动性失语_____　经皮质感觉性失语_____　经皮质混合性失语_____

完全性失语_____

2. 构音障碍

迟缓型_____　痉挛型_____　共济失调型_____

运动减少型_____　运动过多型_____　混合型_____

四、吞咽功能

Ⅰ级_____　Ⅱ级_____　Ⅲ级_____　Ⅳ级_____　Ⅴ级_____

五、平衡能力、步行能力

闭目难立征(阴性　阳性)

坐位平衡(3级　2级　1级　0级)

站位平衡(3级　2级　1级　0级)

步行能力 1(Hoffer　Ⅲ级　Ⅱ级　Ⅰ级　0级)

步行能力 2(Holden　Ⅴ级　Ⅳ级　Ⅲ级　Ⅱ级　Ⅰ级　0级)

六、感觉功能

浅感觉	正常	异常	部位	痛觉	温度觉	触觉	压觉
左侧							
右侧							

深感觉	正常	异常	部位	位置觉	运动觉	振动觉
左侧						
右侧						

皮层感	正常	异常	部位	定位觉	实体觉	图形觉	两点辨别觉
左侧							
右侧							

七、反射检查(一,消失;十,减弱;十十,正常;十十十,活跃;十十十十,亢进)

浅反射	上腹壁反射	中腹壁反射	下腹壁反射	提睾反射
左侧				
右侧				

深反射	肱二头肌	肱三头肌	桡骨膜	膝腱	跟腱	髌阵挛	踝阵挛
左侧							
右侧							

病理征	巴宾斯基征	查多克征	戈登征	奥本海姆征	霍夫曼征
左侧					
右侧					

八、反射及反应评定(脑瘫患者填写)

原始反射	交叉性伸肌反射	侧弯反射	拥抱反射	抓握反射
左侧				
右侧				

姿势反射	紧张性迷路反射	非对称性紧张性颈反射	对称性紧张性颈反射
左侧			
右侧			

其他生理反应	平衡反应	倾斜反应	降落伞反应	自动步行反应
正常				
异常				
右侧				

九、自主神经系统检查

皮肤温度及湿度(一般 适中 良好) 皮肤划痕试验(阴性 阳性)

皮肤弹性(一般 适中 良好) 括约肌功能(正常 异常)

十、脊髓损伤检查

球(海绵体)-肛门反射(有 无)

阴蒂-肛门反射(有 无)

感觉平面： 运动平面：

神经平面：

十一、Barthel 指数(表 6-1)

表 6-1 Barthel 指数评定记录表

评定项目	分数	评定项目	分数
进食		小便控制	
洗澡		如厕	
个人卫生		床椅转移	
穿衣		行走(或轮椅操作)	
大便控制		上下楼梯	
合计			

辅助检查：

初步诊断：

修正诊断：

医师签名：×××

年 月 日

二、 康复治疗处方书写规范

康复治疗处方是有资质的康复医师或康复治疗师依据患者的损伤或功能障碍所开立的康复治疗医嘱,是精心设计的个性化治疗计划,涵盖治疗种类、剂量、时间、频度、次数、强度、疗程等。

(一)康复治疗处方的内容

(1)处方执行者(应注明处方的使用者是物理治疗师或作业治疗师等)和患者的基本信息(包括姓名、性别、年龄、职业等)。

(2)患者的主要问题：①造成残疾或功能障碍的疾病,即目前诊断；②目前存在的功能障碍,即主要功能评价的项目和结果；③社会-环境适应方面的障碍。

(3)阶段性康复目标。

Note

（4）康复训练的手段和方法：包括具体运动方式，运动的强度、频率，初始运动时间（之后需根据患者恢复进程的快慢做出调整）。

（5）注意事项。

（6）治疗期间的监护措施：以便在安全的前提下进行康复训练和对治疗效果的质量进行控制。

（7）随访、复评时间和评价内容及预期结果等。

（8）签名和日期等。

（二）康复治疗处方的分类

根据康复治疗的种类，康复治疗处方一般可分为物理因子治疗处方、运动治疗处方、作业治疗处方、言语治疗处方、推拿按摩处方、牵引疗法处方、心理疗法处方、中医康复治疗处方及康复工程、辅助器具处方。

附2　康复治疗处方范例

全髋关节置换后运动治疗处方与物理因子治疗处方

患者，女，78岁，因"摔倒致左髋部肿痛，活动受限1小时"入院。患者入院前1小时不慎摔倒，左下肢着地，出现左侧髋部疼痛，活动受限，当时无意识丧失，无二便失禁，无头晕、头痛，无胸闷、胸痛，无腹痛、腹泻等不适。就诊后，左髋关节X线检查示"左股骨颈骨折"，门诊以"左股骨颈骨折"收入医院骨科，1天后腰麻下行左全髋关节置换术，手术顺利。现术后2天，左髋部肿胀，左下肢肌力较差，为进一步进步康复治疗，转康复医学科。

检查：右侧股四头肌肌力5级，左侧股四头肌肌力1级；右侧胫前肌肌力5级，左侧胫前肌肌力3级；右侧小腿三头肌肌力5级，左侧小腿三头肌肌力3级。右下肢长度75 cm，左下肢长度75 cm。肌围度（髌上10 cm）：右侧42 cm，左侧40 cm。双膝、踝及各趾骨关节活动正常，余肢体各关节活动正常；双足背动脉、胭动脉搏动良好。四肢皮肤感觉正常。视觉模拟评分（visual analogue score，VAS）5分，Harris 髋关节功能评分24.5分。

1. 运动治疗处方（一周）

（1）呼吸训练：深吸气、深呼气和有效的咳嗽咳痰训练。两上肢做伸展扩胸运动，进行肺功能训练。每个动作重复10次为1组，每天2～3组。

（2）踝泵运动：踝关节主动背屈与跖屈，使下肢肌肉等长收缩，挤压深部血管，促进血液循环，预防下肢深静脉血栓形成。注意：患者清醒后即应开始踝泵运动，每小时15次。每个动作保持5～10秒左右，再放松。

（3）肌力训练：股四头肌、胭绳肌、臀大肌、臀中肌等长收缩练习，每部位肌肉收缩每次保持3秒，5次为1组，每天2～3组。

（4）关节活动度训练。

①髋关节伸直练习：屈曲对侧髋、膝关节，术侧髋关节做主动伸直动作，充分伸展屈髋肌及关节囊前部。

②髋关节屈曲练习:屈膝关节,使足跟缓慢且平稳地向臀部方向滑动,髋关节屈曲必须小于70°。

③上肢肌力练习:有助于恢复上肢力量,确保患者能较好地使用拐杖。

以上每个动作每次保持10秒左右,每组20次。

④仰卧位,患侧髋关节轻度外展20°~30°,髋关节无旋转,每次保持5~15分钟。

2. 物理因子治疗处方

(1)冷疗法:将冰袋置于手术关节周围,每天1~2次,每次20~30分钟,3天为1个疗程。

(2)经皮神经电刺激:将双通路4电极分别置于手术伤口两侧,频率为100 Hz,治疗时间为30~60分钟,强度为2倍的感觉阈。每天1~2次,7~10天为1个疗程。

(3)红外线疗法:冰敷疗程结束后进行局部照射,距离手术部位30~50 cm。每次20~30分钟,每天1~2次。

3. 注意事项

(1)卧床时尽量采取平卧位,膝下勿垫枕,以防屈曲挛缩畸形,术后6周内尽量不要侧卧,如果需要,可取健侧卧位,并于双膝间夹软枕。

(2)正确的翻身方法:向术侧翻身时,应伸直术侧髋关节,保持旋转中立位;向健侧翻身时,也应伸直术侧髋关节,两腿之间夹软枕,防止髋关节内收引起假体脱位,同时伸直同侧上肢以便用手掌托于髋关节后方,防止髋关节后伸外旋引起假体脱位。

(3)正确的下床方法:患者先坐起,然后移至患侧床边。健腿先离床并使足部着地,接着患肢外展屈髋离床并使足部着地,再扶助行器站起。上床时,按相反的顺序进行。

治疗师:×××

年　　月　　日

知识拓展

康复医疗记录的特点

1. 多专业团队的记录　与其他专科相比,不仅有医生和护士的记录,还有各种治疗师及相关专业人员的记录。

2. 反映不同时期功能障碍的水平　记录应反映患者躯体功能障碍的水平,同时还必须反映躯体功能障碍可能给患者生活、职业能力和心理社会能力方面造成的影响及影响的程度,以及患者本人对康复疗效的期望值。在全面了解患者的具体状况之后,我们才能制订出切实可行的康复治疗计划。在患者功能障碍的初期、中期和末期至少各进行一次评估。

3．反映预后　康复团队成员通过病历采集、体格检查及总体评估，综合评估患者的整体状况，进而做出预后估计。这一评估旨在预测患者经过康复治疗后可能达到的功能恢复水平及潜在的功能结局。

4．反映目标与计划　康复团队成员在综合研究、分析患者评估材料的基础上，对患者的近期、中期和末期的康复治疗提出目标，并制订康复治疗计划。

5．反映计划的实施与反思　团队成员在各自对患者实施治疗计划后应通过团队会议或团队查房的形式对疗效、预后及转归进行反思，然后通过调整治疗计划及时有效地达成治疗目标。

三、康复治疗记录书写规范

康复治疗记录是治疗师的一项重要工作。在医疗康复工作之中，治疗记录可以提供关于诊疗的合法性记录，协助医务人员之间的沟通，并为临床研究提供信息来源。

目前最常用的康复治疗记录整理与书写格式为 SOAP 格式。S（subjective）为主观资料；O（objective）为客观资料；A（assessment）为康复评估，记录治疗师对主观及客观资料所做的解释、临床判断及设定功能性治疗结果及目标；P（plan）为治疗计划，陈述患者的治疗计划或在下次治疗时会做些什么。

（一）主观资料

患者资料的记录包含患者本人及家属、看护和朋友处搜集的有关信息，同时也包括治疗师所进行的客观检查结果。从患者本人及家属、看护和朋友处搜集到的信息被记录在"主观资料"这一栏。治疗师通过检查所获取的信息则被记录在"客观资料"一栏。

一般而言，主观资料是患者对自身状况的直接陈述，涵盖现病史、发病时间、既往疾病史等。康复治疗记录中的主观资料除包括以上内容外，还应当包括患者对生活状况的回顾、患者的主诉（包括功能受限情况、执行的活动能否完成）和治疗想要达到的目标。

（二）客观资料

客观资料是专业人员通过检查和测评获得的资料。它涵盖了患者生理功能的多个方面，如关节活动范围、力量、感觉、肢体围度、平衡和功能状态（如行走、移动）等。客观资料用来判断和检查患者损伤、活动受限和参与局限的程度。

在康复治疗记录中，患者的功能状态可以反映疾病和外伤对患者的正常活动和生活方式带来的影响。

（三）康复评估

在康复治疗记录中，康复评估分为两个部分（诊断和预后），被分别记录在评估栏下的两个子项目"存在的问题"和"预后"中。

评估的内容包括治疗诊断、目标及治疗结果。目标包括长期目标和短期目标。

（四）治疗计划

治疗计划详细阐述了对患者实施的治疗措施或在下次治疗时将做些什么。在评估与分析报告中,治疗计划是治疗师对治疗计划的概述(长期目标和短期目标),而在康复治疗记录中,治疗计划介绍干预的具体内容,与以前的治疗处方类似。

主观资料是患者陈述的自身情况,包括现病史、发病时间、既往疾病史等。康复治疗记录中的主观资料还应当包括患者生活状况的回顾、患者的主诉(包括其功能受限情况、执行的活动能否完成)及其通过治疗想要达到的目标。

附3 康复治疗记录范例

作业治疗初始评估记录范例

姓名:郭×　性别:女　年龄:61岁　住院号:××××××

发病时间:2014年5月6日　联系电话:××××××

临床诊断:脑梗死恢复期(左侧偏瘫,认知障碍)

一、主观资料(S)

1. 主诉　左侧身体乏力20余天。

2. 现病史　左侧肢体无力20余天,生活完全依赖,发病后未做过康复治疗。

3. 既往史　房颤,发病前生活完全自理。

4. 生活方式　退休职员,小学文化水平,爱好唱歌。

5. 居家情况　已婚,与丈夫同住,有电梯,坐厕,淋浴。

6. 治疗目标　日常生活基本自理。

二、客观资料(O)

1. 上肢功能评估

①Brunnstrom偏瘫功能评价表:上肢Ⅱ期;腕手Ⅰ期。

②Fugl-Meyer评估表:上肢5/36分;腕手4/30分。

③左肩关节半脱位1横指。

2. 改良Barthel指数　30/100分。其中,大便控制10分,个人卫生2分,进食8分,行走(或轮椅操作)0分,洗澡0分,小便控制10分,如厕0分,穿衣0分,床椅转移0分,上下楼梯0分。

3. 认知评估

①MMSE评估结果:28/30分。

②行为注意障碍测评(BIT)评估结果:59/146分。

三、康复评估(A)

1. 治疗诊断　左侧偏瘫、感知觉障碍导致ADL大部分依赖。

2. 主要问题

①左侧上肢无力。

②感知觉障碍：左侧忽略。

③ADL 大部分依赖。

④左肩关节半脱位。

3. 长期目标　1个月内，患者坐位下 ADL 自理。

4. 短期目标

①1 周内，患者能独立进食。

②2 周内，患者坐在无靠背椅上能穿脱开襟上衣。

四、治疗计划(P)

1. 坐位平衡训练　双手 Bobath 握手，平推板，20 个/组，3 组/天，5 天/周。

2. ADL 训练　进食、穿衣指导与训练，15 分/次，5 次/周。

3. 左侧忽略训练　视觉扫描训练，20 分/次，5 次/周。

4. 宣教　患者与家属宣教。

作业治疗师：李××

记录时间：　年　月　日

→ **本章小结**

1. 康复医学科是在康复医学理论指导下，应用功能评定、物理治疗、作业治疗、言语治疗、心理康复、传统康复治疗及康复工程等康复医学诊断和治疗技术，为患者提供早期、全面、系统的康复医学专业诊疗服务的一级临床诊疗科室。

2. 康复医学科文件包含：康复病历、康复治疗处方和康复治疗记录。

3. 目前最常用的康复治疗记录整理与书写格式为 SOAP 格式。S（subjective）为主观资料；O（objective）为客观资料；A（assessment）为康复评估；P（plan）为治疗计划。

→ **线上评测**

扫码在线答题

→ **讨论题**

1. 简述康复病房入院流程。

讨论题
解析

2．康复治疗查房有什么要求？

3．简述康复治疗处方分类。

4．目前最常用的康复治疗记录形式是什么？

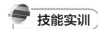 **技能实训**

实训三　康复治疗处方和治疗记录的书写

一、实训目的

（1）能规范书写康复治疗处方和相关康复治疗记录。

（2）能与患者及家属进行良好的沟通，能与康复医师及相关医务人员进行专业交流。

（3）树立良好的人文关怀精神及团队合作精神。

二、实训时间

2 学时。

三、实训场所及设备

康复治疗实训室、PT 床、PT 凳、病历本、治疗记录单、笔。

四、实训方法

教师讲解示范，学生分小组操作练习。

五、实训内容与步骤

（1）教师讲解实训的目的及要求，展示康复治疗处方及治疗记录书写范例，强调书写的要求及注意事项。

（2）教师提供康复医学科病例，学生分小组后根据病例，讨论并书写康复治疗处方及治疗记录一份。

（3）教师进行小结和讲评。

六、注意事项

（1）康复治疗处方及治疗记录一律用钢笔（蓝或黑墨水）书写，力求字迹清楚、用字规范、句子通顺、标点正确、书面整洁、记录及时，治疗人员应签全名。

（2）康复治疗处方的内容要全面、规范，应有诊断、治疗目的和具体的实施方法。

（3）治疗处方要能为治疗和管理提供永久记录，能在以后的治疗和疗效评定中作为参考依据。

（4）康复治疗记录内容要真实、详略得当，避免文字冗长、重点不突出。

（5）记录内容要完整，使用医学专业术语，避免项目遗漏或不相关的内容记录其中，以及内容零散、无逻辑。

（6）每次记录的内容要保证能准确反应患者治疗的情况及治疗后的反应。

（徐世山　乔　琛）

康复医学伦理

学习目标

▲ **知识目标**

1. 掌握医学伦理学的基本理念及内涵、临床康复实践中的伦理问题。

2. 熟悉医学伦理学的基本理论和原则、康复医学伦理的发展与特点。

3. 了解医学伦理学的发展简史和医疗服务体系的公平原则。

▲ **能力目标**

1. 能运用康复医学伦理知识分析治疗过程中遇到的问题。

2. 能运用所学知识提高康复治疗质量。

▲ **课程思政目标**

1. 培养高尚的职业道德、良好的医患沟通能力和康复团队协作精神。

2. 培养学生尊重患者、尊重生命的意识。

3. 引导学生遵循有益、不伤害、公正的原则。

案 例 导 入

案例解析

患者,王某,男,76 岁,离退休人员。因与家人争吵过度激愤而突然昏迷,迅速送至某医院急诊。医生经检查发现患者仅有不规则的微弱心跳,瞳孔对光反射、角膜反射均已迟钝或消失,血压 180/120 mmHg,大小便失禁,面色通红,口角歪斜,诊断为脑出血、中风昏迷。经三天两夜抢救,患者仍昏迷不醒,且自主呼吸困难,各种反射几乎消失。是否继续抢救? 医护人员和家属有不同的看法。

医生 A 说:"只要患者有一口气就要尽职尽责,履行人道主义的义务。"医生 B 说:"病情这么重,又是高龄,抢救仅是对患者家属的安慰。"医生 C 说:"即使抢救过来,患者生活也不能自理,对家属和社会都是一个沉重的负担。"

但是,患者家属 A 说:"老人苦了大半辈子,好不容易才过上几年的好日子,若能抢救成功,再过上几年好日子,对于儿女来说也是一种安慰。"家属 B 说:"有希望抢救过来固然很好,如果确实没有希望,也不必不惜一切代价地抢救。"

请思考:对上述案例及各种意见和态度,你是如何看待的?

Note

随着现代医疗卫生事业的发展进步,医学伦理学范畴的深度和广度不断拓展,前沿医疗技术,如器官移植、人工智能等,虽然造福人类,但也引发了前所未有的伦理思考。医学伦理教育是根据社会和医学发展需求,有目的、有计划、有组织地授予医学伦理知识,提升医学生的医学伦理素养和临床决策能力,进而促进医学事业健康发展。

第一节　康复医学伦理的发展

一、 医学伦理学的形成与发展

（一）公元前及中世纪的医学伦理

有关医学伦理学的最早文献为公元前 4 世纪的《希波克拉底誓言》。《希波克拉底誓言》是古希腊医德思想奠基人希波克拉底及其学派在长期的医学实践中总结出来的道德行为准则,阐述了医师的职业道德和规范。公元前 5 世纪,印度外科鼻祖在其《妙闻集》中指出,医生要有一切必要的知识,要洁身自持,要使患者信赖,并尽一切力量为患者服务,并称正确的知识、广博的经验、聪敏的知觉及对患者的同情,是为医者的四德。

"神农尝百草"和"伏羲制九针"的传说也展现了我国古代古朴的医德思想。晋代杨泉在其《物理论》中说道:"夫医者,非仁爱之士不可托也;非聪明理达不可任也;非廉洁淳良不可信也。"明代陈实功撰写的《医家五戒十要》针对医师的专业学习、道德修养、言行举止、服务态度以及如何处理好同行之间的关系进行了明确的叙述,与上述《希波克拉底誓言》并称为世界古代医德文献。

（二）近代医学伦理学的产生

16 世纪中叶,文艺复兴后以实验医学为基础的医学科学迅速发展,为近代医学的发展奠定了基础。医学划时代的发展,使医德也有了巨大进步。18 世纪,德国柏林大学教授胡弗兰德在他的《医德十二箴》中提出了救死扶伤、治病救人的医德要求。1803 年,英国医学家、医学伦理学家托马斯·帕茨瓦尔出版了《医学伦理学》,标志着医学伦理学成为一门独立的学科。

1823 年,纽约医学会订立了医师道德规则。1847 年,美国成立医学会,颁发了《医德守则》,强调医师对患者的责任和患者对医师的义务,医师之间的责任以及医务界对公众的责任和公众对医务界的义务等。1863 年在瑞士日内瓦成立了红十字会国际委员会,1864 年 8 月,来自十几个国家的代表在日内瓦通过了首部《日内瓦公约》,从此,医学伦理学逐渐向着系统化、规范化、理论化方向发展。

1948 年的《日内瓦宣言》和 1949 年的《医学伦理学法典》都延续了《希波克拉底誓言》的精神,明确指出患者的健康是医务人员要首先关心、具有头等重要地位的问题,医务人员应保守患者的秘密,坚持光荣而崇高的传统。

（三）现代医学伦理学的发展

第二次世界大战后,医学伦理学开始作为一门独立完整的学科。在医疗科技水平的不断发展之下,传统的医学伦理价值观念不能适应现代医疗发展需求,需要引入新的医学伦理价值观念以指导医疗卫生服务的实践与发展。部分学者以生命科学、生物医学和生物技术以及医疗卫生中的伦理问题为导向，从实质伦理学和程序伦理学的角度阐释了应该以实践操作中的伦理规则引导和规范医学伦理学的发展方向，而不是停留在运用指导原则的基础上。许多学者也逐渐关注到生物医学中脑死亡、器官移植、生殖技术、基因治疗等涉及的伦理与法律问题。2023年2月，国家卫生健康委、教育部、科技部、国家中医药局联合发布的《涉及人的生命科学和医学研究伦理审查办法》中提及尊重和保护研究参与者的合法权益，促进生命科学和医学研究健康发展。生物科学技术的迅猛发展不断推动着医学伦理价值观念的革新与演进，促使医学道德准则不断提升。这一进程不仅为医学伦理学的研究开辟了更为广阔的视野，还为其持续发展注入了源源不断的新活力。

二、 医学伦理学的基本理论和基本原则

（一）医学伦理学的基本理论

医学伦理学的基本理论分为四种：生命论、美德论、义务论、后果论。生命论中以生命神圣论为首要理论，主张人的生命是神圣不可侵犯的，至高无上的；美德论中尤以医学美德论著名，主张医务人员应有仁慈、诚实、严谨、进取等美德；义务论主张医方对患方、对社会应有防病治病、维护健康、减轻痛苦、延长寿命的道德责任；后果论主张在医疗资源分配上满足社会大多数人的健康需要。

（二）医学伦理学的基本原则

1. 尊重原则　包括尊重患者的人格和尊严，尊重患者的生命价值，尊重患者的权利等。

2. 不伤害原则　医务人员的医疗行为与其动机、结果均应避免对患者的伤害。

3. 有利原则　要将有利于患者健康放在第一位，切实为患者谋利益。

4. 公正原则　医务人员在服务中公平地对待患者。

三、 康复医学伦理学的发展与特点

康复医学伦理学是运用医学伦理学理论和方法，研究和解决康复医学实践中的道德问题，是伦理学的理论、观点与康复医学实践相结合的产物，也是康复医学与伦理学相互交叉的边缘科学。康复医学诞生于20世纪40年代，是一个相对年轻的医学领域。在康复实践中我们需要考虑伦理问题，如专业人员的责任、专业人员和患者之间的关系、家庭成员的角色和期望、康复医疗护理目标等。

思政园地

患者，高某，女，35岁，技术员。因多种原因服用百余片地西泮自杀，经抢救后复苏，花费7万余元。因脑损伤严重，呈植物人状态已4年之久，现仍保留气管切开套管。患者抵抗力差，经常发生肺部感染，需持续治疗，已欠医药费10万元。对此，医务人员持有不同意见：有些人认为既然是自杀，目前病情无好转、有感染耐药迹象且无力承担医疗费用，应考虑是否放弃治疗；也有些人认为应给予患者一线生机。

请对上述两种意见进行伦理分析。

知识拓展

伦理与道德的区分

何谓伦理？当代伦理学界认为伦理是调节人际关系、社会各群体之间关系的价值规范、指导原则。《尚书·舜典》中有"八音克谐,无相夺伦"的描述;《吕氏春秋》曰:"理也者,是非之宗也";贾谊在《新书》中提到"以礼义伦理教训人民"等。由此可见,我国自古以来就对伦理一事颇为重视。

何谓道德？道德,作为人类社会生活与行为实践的内在指导原则,蕴含着一种积极向善的价值追求与行为准则。道德这一概念承载了丰富的内涵,它不仅作为调节人与人之间行为的规范存在,还深刻地反映了人的善恶观念、道德修养的层次、精神境界的高度以及个人品质的优劣。

"伦理"与"道德"关系密切,都强调行为准则对人们的重要意义。由于意思相近,它们常常被人们同时提及。但若严格区分伦理和道德,伦理比道德更具概括抽象性和理性。

第二节 康复医学中的伦理问题

康复医学在医疗活动过程中与临床医学有诸多不同,在疾病不同阶段的处理有其原则和重点。康复医学的对象更多的是功能障碍患者,这些功能障碍往往是不可逆的,残留的障碍可能伴随患者度过余生。从某种意义上说,康复医学就是功能恢复学。由于各种原因,患者的身体结构和器官功能受损,不能按正常方式进行各种活动。我们称这种情况为功能障碍。

康复治疗是利用各种不同的手段,通过功能的再训练和对环境的改造来恢复患者的技能,从而改善功能障碍,使患者生活独立,回归社会。要完成这一目标,需要多学科专业人员的参与,包括医师、护士、心理学家、康复治疗师(物理治疗师、作业治疗师、言语治疗师、职业治疗师、文体治疗师、中医康复治疗师等)、社会工作者等。

与传统医学的医患二元关系相比,康复医学的整体关系更复杂,涉及多学科康复团队、家庭成员和患者本人的相互关系。而患者、家庭成员和医务人员对权利和职责的争执往往会激发多种矛盾。美国曾对临床康复治疗中常见的伦理问题进行调查,问题主要集中在医疗支付和资源分配、制订康复目标、患者的自我决定能力受损、治疗隐秘性以及如何对患者的治疗做到利害平衡的同时尊重其自主权等方面。而目前我国较常见的伦理问题则突出体现在医疗支付、制订康复目标、医学团体和公众对康复治疗的承认和接受程度、患者自身的消极心态等方面。随着医疗保险制度的逐步完善和公众对生活质量要求的日益提高,康复医学在整个医学领域的位置愈显重要,今后在临床康复实践活动中遇到的伦理问题也会越来越多。

一、 患者的选择和康复中面临的伦理问题

（一）患者的选择

康复医学的对象主要是因各种损伤以及急、慢性病和老龄导致各种慢性功能障碍的患者，为了更合理地利用康复资源，康复专业人员应选择具有康复潜能的患者。

1. 影响选择的因素 我国现行基本医疗保险支付和商业保险赔付对不同疾病的康复治疗有一定的限制。患者功能障碍的程度和承担的社会角色、医患比例、康复资源分布情况、个人负担费用的能力、个人对生活质量的要求、个人的文化素养等因素都影响着康复专业人员对患者的选择。

2. 疾病和非医疗的因素 康复专业人员在决定开始治疗时首先应考虑医学诊断和预后。并不是所有的患者都能在康复治疗中受益，有些残疾是不可逆转的，有些患者则因疾病太严重而不能参与康复治疗，还有些患者功能受损相对较轻而不需要进行康复治疗。一般认为，脊髓损伤、截肢和脑卒中患者比进行性疾病患者更易获得功能的改善；具有认知功能的患者更易康复，因为康复需要患者应用新的方法来改善功能障碍；预期能够取得明显进步的患者无论其功能障碍多么严重，通常都被认为适合进行康复治疗。

康复专业人员在选择患者时还要考虑一些其他的非医疗因素的影响，如患者的社会支持、负担能力等。康复机构的特点也会影响患者的选择，着重训练患者重返工作能力的机构要求患者具有一定的职业潜力。另外，康复设备的配置和治疗水平以及是否拥有康复病房及床位使用率也会影响患者的选择。

（二）康复中面临的伦理问题

由于缺乏正式的、公众一致认可的康复纳入标准，使得康复专业人员在临床实践工作中经常处于两难境地。例如，是选择迫切需要康复但预后相对较差的患者，还是选择残疾程度轻、治疗效果好的患者？是选择需要长期康复训练的年轻患者，还是选择年老患者？是选择关注自己残疾而密切配合的患者，还是选择再给配合较差的患者一次机会？对于未接受有关康复道德培训的康复专业人员而言，很容易根据个人经验、信仰和价值观做出判断，这就使决策有很大的灵活性，很可能由于决策者的主观性而导致潜在的不公平。

我们必须列出患者的各种因素和程序，检查、评估患者，确保患者医疗状况稳定以及有可改善的功能障碍，但同时要注意这一过程的局限性，并仔细清楚地向患者解释拒绝的理由。医务人员的集体讨论有助于达成一致且更加客观的选择标准。

二、 康复团队治疗模式相关的伦理问题

案例：患者，王某，男，58 岁。脑血管意外 3 周，目前正在接受康复治疗。患者本人不同意康复治疗组为他制订的治疗计划，希望早日出院并重返工作岗位。妻子因患者功能障碍仍较为严重，而她无力承担照顾重任，因此要求康复治疗组将患者留院治疗。

上述案例涉及康复治疗中经常遇到的伦理问题。其实质是患者、患者家属和康复专业人员对康复治疗的目标和方法有不同的看法，使康复专业人员面临两难选择。康复专业人员既要尊重患者早日出院的愿望，又要考虑患者妻子的想法和期望；他们既不能在患者不同意的情况下治疗，也不能让患者回到准备不足的家里让病情恶化。虽然各种因素并无主次之分，但康复专业人员必须做出选

择——一个医疗决策与道德责任相一致的选择。有关道德方面的决定不同于法律、科技、宗教和政治决定,前者强调什么是合适的,而不是强调什么是可能的或合法的。在做出与道德相关的决策时,有关礼仪、费用和便利性的考虑并不重要。道德和伦理是密切相关的,二者都强调方式、习俗和特性,但伦理侧重价值观的理论和静态的描述,而道德主要从行为的对错进行判断。

康复的基本工作形式是康复协作,目标是尽可能地帮助患者重返家庭和社会,特点是强调患者及患者家属的主动参与。因此,在康复过程中,协调好患者、患者家属、康复团队、社会等多方面的关系十分重要。这要求康复专业人员有效避免或控制因权力与责任划分不清而引发的矛盾。

(一)患者、家庭与康复团队成员的伦理问题

伤病与患者、社会是一个整体。伤病打破了生理平衡,进而引发心理、家庭和社会等问题。在康复过程中,患者的世界观、人生观、价值观、认知水平、情感承受能力、家庭关系、社会关系、文化背景等都会影响康复团队内部的互动与合作,进而影响康复治疗效果。

1. 患者伦理问题 残疾后,患者常表现出自责、否认、抑郁、愤怒、依赖、多疑、自卑等心态。慢性病患者需要长期治疗,后期往往缺乏信心,常表现出焦虑、怀疑、烦躁、自卑等情绪。老年患者由于生理功能衰退,并发症多,甚至有智力下降和记忆力减退等,可出现情感脆弱、孤独感强、易怒、多疑、抑郁、固执等表现。在初诊时,部分患者对康复团队成员不信任,对通过康复治疗能取得的效果不了解,或因新环境和新同伴而感到陌生、拘束、不安、害怕。此时,患者应正确看待病情,调整好心理状态,与康复团队成员加强交流和沟通,建立良好的信任关系。患者的信任可以增强康复团队成员的自信,康复团队成员的自信又可促进患者积极配合治疗而增强康复效果。

2. 家庭伦理问题 一般来说,家庭有生理、心理、社会、经济四个方面的功能,能承担特殊照顾责任和提供特殊情感支持,在康复中起着非常重要的作用。首先,家庭能给予患者关爱、心理上的抚慰和日常生活的照顾。一个安逸、祥和、温馨的家庭环境对康复是十分有益的。其次,家庭是康复的重要场所,在家中添加简易康复设施,对家庭环境进行适当改造,可以帮助患者在家里进行训练和更好地融入正常生活,可以极大增强患者对自身价值的认同,使其对未来充满信心。在康复过程中,家庭还承担与康复团队成员沟通的责任,参与康复方案的讨论和制订。

3. 康复专业人员伦理问题 康复专业人员除了要掌握丰富的专业知识,还应加强对心理学、教育学、伦理学、社会学等知识的学习,更重要的是要具备良好的职业道德。在接诊过程中,最基本的是要注意自身形象;态度温和、热情地对待患者;要富有同情心、责任心,对患者无论其性别、年龄、民族、职业、职位、收入等均应一视同仁;要注意讲话技巧,注意力集中,耐心、仔细倾听患者陈述。

康复专业人员应对患者家庭、职业等情况进行全面了解,同时要注意保护患者的隐私。要密切关注患者的心理状态,对不良心理应及时予以疏导。可介绍其他成功案例,使患者树立信心。要加强交流、沟通,与患者建立互信、平等的关系。要注意工作方法,充分理解同情患者在经历不幸后的反应。要时刻意识到自己的建议对患者的影响,为患者讲明病情,并根据病情介绍多种康复方法以供选择。

患者初次入院或进行治疗时,康复专业人员要充分了解病情,介绍治疗方案,交代注意事项。要认真仔细指导,确保治疗效果,避免发生意外。发现问题时要及时、正确处理。对于脾气暴躁的患者,应态度温和、宽容大度,适当谦让。要注意安抚患者及家属,对患者取得的进步给予鼓励。要持

续实施康复教育,鼓励患者及家属坚持康复治疗并积极配合。发现不融洽的家庭及社会关系时可做适当的调解、规劝,但需注意介入的程度及方法,否则可能事与愿违。

4. 社会工作者伦理问题 社会工作者应积极促进社会各界关心、重视残疾人,尊重和维护残疾人的权益,树立人人平等的观念,拒绝歧视,营造一个良好的社会氛围。可呼吁政府有关部门在社区成立必要的组织,购置一些简易康复设施,开展社区健康教育、康复培训,提高人群的康复意识和技能。组织志愿者为残疾人提供一些特殊服务,如对残疾人进行家庭访问、康复指导,组织残疾人和健全者一起参加社会活动等。

(二)康复团队内部的伦理问题

医际关系是指医疗卫生系统内部的医务人员之间所形成的一种业务关系。康复团队内部的伦理问题属于医际关系问题。处理医际关系应遵循以下三个原则。①平等原则:各医学专业在医学服务中的地位是平等的。②同一原则:各医学专业为患者提供的医学服务都是为了满足患者的健康需求这一相同目标。③协同原则:任何医学专业都无法完成所有的医疗活动而必须相互合作。

1. 康复团队所面临的问题 康复团队是由多学科的专业人员组成的小组,他们共同工作来帮助患者重返社会。经验丰富的团队成员和多功能的人员配置能使康复治疗更有效,但也存在一些问题。例如:众多的团队成员会让患者感到无所适从;每个团队成员为患者制订的目标可能会有所差异,可能采取不同的,甚至是矛盾的康复方式,从而引起谁权威和谁负责的争议等。这就要求团队成员必须有高度的责任心、事业心,加强团结协作,随时交流沟通,充分发挥团队的力量,共同为患者服务。

2. 协调康复团队工作的方法 为加强对康复团队工作的协调,解决可能的冲突,我们用"公共道德语言"来规范有关伦理的决定。康复团队成员应该就有异议的问题向团队提出个人见解,并以患者利益为中心提出解决方案。在团队内,应有专人向患者及家属解释哪些是团队共同承担的责任,哪些是由相应的成员承担的责任,并与患者家属探讨其参与决策的性质和范围。

总之,康复工作中应始终贯穿"以患者为中心"的服务宗旨,医患间要各尽其能、相互配合,医际间要协同一致、权责分明,尽最大可能保障患者的权益,减轻患者的生理和心理痛苦。

三、 康复治疗质量控制与康复治疗终止

(一)康复治疗质量控制伦理问题

良好的康复治疗质量的控制能够减轻康复团队的工作负担,加强康复团队协作能力,提升康复团队工作效率,进而增加患者的满意度并有助于更好地处理康复治疗中的伦理问题。

康复治疗质量的控制应围绕以下几个方面进行。

1. 明确各级治疗师的职责 职责是康复治疗工作的指南,每一级的治疗师有不同的职责,上一级的治疗师应对下一级治疗师的治疗质量进行监控、指导。

2. 抓好康复评定—治疗—评定环节 康复治疗始于评定,止于评定。在康复治疗的前、中、后期要各进行一次康复评定,中期评定可进行多次。根据每次评定的结果,对前一段康复治疗的效果做出客观评价,制订下一步的康复治疗计划,直至康复治疗停止。

3. 制订良好的治疗流程 按照评定的结果,合理地安排每一个患者的治疗流程。患者进行多

种康复治疗时,需要合理安排治疗的顺序。

4. 制订完好的疗效评价体系 应用信息化、智能化和规范化的康复管理手段进行康复治疗效果的评价。

(二)康复治疗终止伦理问题

1. 决定康复治疗终止的影响因素 在康复治疗过程中,许多因素都与终止患者在康复机构的治疗有关。首先是患者,患者的康复治疗意愿是否强烈,会表现在康复治疗过程中患者是否合作,有些患者虽然已具备一定的自理能力,但仍想留在医院由专业人员照顾。这时康复团队需重新评估患者是否有继续治疗的价值。其次是患者家属,如患者家属希望继续治疗以达到康复专业人员认为是不重要或不切实的目标。某些进行长疗程康复治疗患者的经济承受能力,对是否终止康复治疗也有影响。最后是康复专业人员,当患者康复进展缓慢或达到平台期时,康复专业人员可能会怀疑继续治疗的必要性,而相关决策往往基于专业视角,未必与患者及家属的期望完全吻合。在一些综合性医院,由于床位使用率和周转率的要求,康复专业人员可能会要求患者尽早出院而不去考虑其功能水平的提高;在同期训练患者中,有的功能恢复比较快,而那些治疗效果明显减缓的患者可能会被考虑提前终止治疗。

2. 康复专业人员终止康复治疗的伦理问题 康复专业人员的价值观(value)影响着终止康复治疗的决定。目前,社会上没有一个被大家广泛接受的模式将健康、功能和生活质量概念以及个人的自主性、独立性联系起来,康复专业人员无法给每个人的生活质量下定义。他们对患者在医院外环境中应对残疾能力的主观判断可能与患者本人的观点有很大不同。有很多报道残疾人生活质量的文章,逆境并不一定就会使一个人悲观地对待生活,相反,如果一个人能很好地适应其功能障碍,还是可以过上有意义的生活。如果康复专业人员能够了解患者的价值观和其对生活满意度的主观评价,那么他就能做出正确的终止康复治疗的决定。在临床上有很多因素会影响终止康复治疗的决定,康复专业人员对于某些不合作、主动性差的患者,可能会在较早时期讨论其出院问题;有时康复专业人员需要把有限的资源用于新的更需要康复的患者,而中断需要长期康复患者的治疗。近年来,患者越来越早地被转到康复治疗机构,有时甚至病情较重还不能完全参与康复训练;而有时并发症的发生使患者又被转入急症科室而中断康复治疗。

康复专业人员在康复治疗过程中,有责任记录患者的康复进展,这些记录是控制康复质量和终止康复治疗的客观根据。在讨论终止康复治疗时,应该尽可能考虑和尊重患者及家属的意见,患者及家属有权知道检测患者功能进展的参数以及决定是否继续进行康复治疗的标准。康复专业人员应告知患者及家属关于终止康复治疗的讨论意见。

第三节 康复医疗政策问题

一、康复医疗资源配置

(一)社会发展促进康复需求增加

随着我国经济社会发展,人口平均寿命延长,老年人比重增加,多数患有各种老年病或慢性病的

Note

人群需要进行康复治疗。随着疾病谱的变化,危害人类生命的心脑血管疾病、癌症等慢性病日益增多,许多慢性病患者伴有各种不同程度的功能减退或丧失,同样需要康复服务。随着医学科技的进步,许多急性病和创伤患者能度过生命危险期而生存下来,但疾病带来的严重后遗症和功能障碍需要进一步康复医疗。

同时,随着社会发展速度的加快,人们对疾病恢复、功能康复的需求增加,不仅要求治好疾病,还要求疾病治愈后局部和整体功能达到尽可能高的水平,而功能改善、生活质量的提高需要康复医疗,康复医学事业因此产生和发展。康复和预防、保健、临床医学构成了现代医学完整的医学体系。

2023年5月26日国家卫生健康委、国家中医药局联合发布《全面提升医疗质量行动计划(2023—2025年)》中提到加强会诊管理。进一步完善会诊制度,明确各类会诊的具体流程,加强会诊人员资质管理,统一会诊单格式及填写规范,规范会诊行为,追踪会诊意见执行情况和执行效果。同时,加强中医、营养、康复、精神、检验、病理、影像、药学等科室的多学科会诊参与度,充分发挥营养和康复治疗对治疗效果的积极作用。同年8月22日国家卫生健康委办公厅发布《手术质量安全提升行动方案(2023—2025年)》,其中提出鼓励医疗机构采用临床营养、早期康复、心理治疗、中医中药等医疗措施,促进术后患者康复;鼓励患者主动参与术后康复活动。这些都为康复医疗事业提供了发展空间。

（二）康复服务体系体现公平原则

医疗体系只有按照平等公正的原则去服务大众,才能在道德层面被认可。没有人能幸免于灾难或疾病,社会应该从平等公正原则出发,为每一位患者提供最好的服务。当按比例分配的时候,健康服务的资源是有限的,可能不能满足所有的需求,应该避免在个体之间区别对待。对于同一疾病患者,应该使用较为宽泛的普遍原则,提供患者能够享受到的、基本的、主要的健康服务,而不应为部分患者提供特殊服务。

（三）康复资源合理化分配

卫生资源分配是指卫生资源在卫生部门和地区间的分布及流动,包括卫生人力、物力、财力资源和卫生服务设备等硬件资源,以及信息、技术、管理等软件资源。卫生资源要发挥效益,必须实现合理配置,从而公平地为大众提供卫生服务,使单位投入获得最大限度的卫生服务产出,保证卫生服务供需平衡,以实现社会效益和经济效益的最大化。经济发达地区与不发达地区、城市与乡村之间的康复资源存在巨大的差别。其原因包括地方经济社会状况、社会对康复医疗的认同程度、保险政策对康复医疗服务的影响、政府对于综合性医疗机构和专业康复医疗机构的投入以及综合性医疗机构在自身医疗配置中对康复医疗的重视程度等,此外资金的分配取向也是影响因素之一。

近年来国家相关部门印发了一系列有关医疗卫生服务、康复服务的纲要、规划和指导意见,以及配套的实施准则和行动方案。2022年4月,国务院办公厅印发的《"十四五"国民健康规划》提出,加快建立健康影响评价评估制度,推动经济社会发展规划中突出健康目标指标、公共政策制定实施中向健康倾斜、公共资源配置上优先满足健康发展需要。

2022年11月,国家卫生健康委、国家中医药局、国家疾控局制定的《"十四五"全民健康信息化规划》指出,到2025年,初步建设形成统一权威、互联互通的全民健康信息平台支撑保障体系,基本实现公立医疗卫生机构与全民健康信息平台联通全覆盖。数字健康服务成为医疗卫生服务体系的重要组成部分,每个居民拥有一份动态管理的电子健康档案和一个功能完备的电子健康码,推动每个家庭实现家庭医生签约服务,建成若干区域健康医疗大数据中心与"互联网＋医疗健康"示范省,基本形成卫生健康行业机构数字化、资源网络化、服务智能化、监管一体化的全民健康信息服务体系。这一规划将数字化与医疗资源相结合,使得居民就医更加方便快捷。

二、康复医疗保险改革

医疗保险(medical insurance)是当人们生病或受到伤害后,由国家或社会给予的一种物质帮助,即提供医疗服务或经济补偿的一种社会保障制度。医疗保险的主要模式一般有 4 种:商业医疗保险、社会医疗保险、国家医疗保险和储蓄医疗保险。

(一)康复的医疗保险政策

纳入基本医疗保险支付范围的康复医疗项目逐步增加。为了探寻最适合国情的医保政策,国家每年在医疗领域投入了大量的经费,使康复医疗保险覆盖的范围越来越大,涵盖了更广泛的疾病种类、更大的参保人群、更丰富的康复治疗项目等。

2010 年,《关于将部分医疗康复项目纳入基本医疗保障范围的通知》把以治疗性康复为目的的运动疗法等 9 项医疗康复项目纳入基本医疗保障范围。2016 年人社部等五部门又印发了《关于新增部分医疗康复项目纳入基本医疗保障支付范围的通知》,规定将康复综合评定等 20 项医疗康复项目纳入基本医疗保险支付范围。这些文件的颁发和实施标志着我国在病、伤、残者康复医疗服务方面实现了服务质量的显著提升与保障力度的全面加强。

农村人口、儿童及低收入或无收入等特困人群的康复医疗保障日益受到国家高度重视。2015 年,《国务院关于加快推进残疾人小康进程的意见》提出建立残疾儿童康复救助制度。2016 年,《国务院关于加强困境儿童保障工作的意见》提出,加强残疾儿童福利服务,对于 0～6 岁视力、听力、言语、智力、肢体残疾儿童和孤独症儿童,加快建立康复救助制度等。

多层次的医疗保障体系逐步健全完善。国家医保制度虽然对康复费用的支出做出了相应的调整,但远远不能满足社会的需求。值得注意的是,在商业保险的范围内,针对残疾人因疾病所引发的功能障碍进行康复治疗的情况,往往被列为免赔范畴。国家一直非常关注医疗保险制度改革并进行积极探索。《"十三五"卫生与健康规划》提出,要"加大政府卫生投入,保障人民群众的基本医疗卫生服务需求""健全基本医保稳定可持续筹资和报销比例调整机制""完善不同级别医疗机构的医保差异化支付和价格政策""加快发展商业健康保险"。

2016 年,《"健康中国 2030"规划纲要》提出,要健全以基本医疗保障为主体、其他多种形式补充保险和商业健康保险为补充的多层次医疗保障体系。到 2030 年,全民医保体系成熟定型,全民医保管理服务体系完善高效,现代商业健康保险服务业进一步发展,商业健康保险赔付支出占卫生总费用比重显著提高。相信随着我国经济社会的不断发展,医保体系的健全和完善,商业健康保险的积极发展,康复医疗服务一定能逐步满足人们对康复医疗日益增长的需求,参保患者医疗费用中个人占比逐步降低,康复患者的负担进一步减轻。

(二)康复医疗保险对康复专业人员的影响

现在的康复专业人员除了提供医疗服务外,还须能预测可能的治疗结果。对于治疗结果,不仅需要在患者、家属、康复专业人员和费用支付者的期望之间达成一致，还需要康复专业人员和保险支付者之间就补充治疗项目的经费支出进行协商。医疗保险的限制影响着患者和康复专业人员对治疗的选择、康复治疗的终止、疗效的评估以及医患关系等。

（三）严重残疾患者面临的康复医疗保险问题

医疗保险对康复医疗费用赔付的严格限制导致严重残疾患者的很多需求难以满足。医疗保险服务应如何满足严重残疾患者的康复需求？其中涉及的伦理问题包括如何应用相关的科研信息指导治疗、康复专业人员所承担的角色和责任、如何对待患者及家属对预后的过高期望，康复专业人员对患者隐私及知情同意的尊重等。

（四）优化康复医疗保险制度

我国康复医疗保险制度还处于逐步完善阶段，康复治疗所产生的费用可能给患者及家庭带来沉重经济负担，医疗保险部门可逐步增加康复医疗保险的报销范围、比例，如增加康复治疗专项费用，使住院患者康复治疗不占现有医保额度；报销项目兼顾非急性期治疗以及评定性项目等。

三、康复专业人员的伦理教育

（一）康复专业人员要理解、同情和尊重残疾人

1. 对残疾人要有深厚的同情心和细致的关心　在康复专业人员帮助下，残疾人要克服功能障碍重返社会，不是一个短期就能完成的简单过程。在康复治疗中，需要康复专业人员有崇高的人道主义精神、深厚的同情心和细致的关心。

2. 要理解和尊重残疾人并深入了解他们的心理特点　在生活、工作、婚姻等方面，残疾人都面临很大困难，导致他们可能会出现自卑、烦躁、愤怒、孤独等情绪。因此，康复专业人员要切实了解他们的痛苦和困难，理解和尊重他们，树立良好的医德；同时，要团结他们，帮助他们，鼓励他们去发现自身存在的巨大潜力。在残疾人心理反应的各个阶段，要区别情况并耐心处理。如在否定期，要耐心说服他们；在愤怒期，要给予他们合理宣泄的机会，不横加责备；在悲痛期，多做说服和开导工作；在适应期，要热情积极地帮助他们确立现实的生活目标，继续坚持康复训练等。

（二）康复专业人员要大力发扬团队精神

1. 康复专业人员要处理好医际关系　作为康复专业人员，在工作实际中，常会有康复医学学科内、外科室的广泛合作，只有建立良好的医际关系，才能协同各有关人员，形成康复合力。

2. 康复专业人员要处理好非医际关系　在康复治疗过程中，康复医师与假肢矫形器设计制作的工程技术人员、训练聋人的特殊教育工作人员、训练残疾人重新就业技能的康复专业人员、帮助残疾人重新就业、重返社会生活的社会工作者等都不断地发生工作上的联系。由于专业不同，关注点不尽相同，可能会存在观点和做法上的不一致，这就需要以充分保障残疾人的切身利益和遵循人道主义的原则来调整双边或多边关系。

3. 康复团队要有良好的协调性和统一性　为了重返社会这一目标，康复团队横向上需要协调医学各科之间的关系，纵向上需要协调从残疾人康复开始到重返社会过程中医学康复、教育康复、职业康复、社会康复各个环节。各部分工作人员不能互相冲突、互相排挤，要及时交流，及时发现问题并修正。

（三）康复专业人员必须具有坚韧不拔的精神

残疾人的康复过程漫长而艰巨，康复专业人员如果没有坚韧不拔的精神和耐心，不能充分认识治疗过程的漫长性和治疗目标的艰巨性，就很难坚持到底，残疾人的康复目标就难以实现。所以，在康复过程中，需要康复专业人员不懈努力，解决方方面面的问题，才能帮助残疾人重返社会。

本章小结

1. 医学伦理学是运用伦理学的理论、方法研究医学领域中人与人、人与社会、人与自然关系的道德问题的一门学科。它的主要研究内容为医学伦理学的基本原则、规范、作用及发展规律，医务人员与患者之间的关系（医患关系），医务人员之间的关系（医际关系），以及卫生部门与社会之间的关系。

2. 在康复实践过程中经常会遇到需要决策的问题，治疗决策应与道德责任相一致，不能违背医学伦理学原则。道德和伦理方面的决策不同于法律、科技、宗教和政治方面，伦理方面更加强调什么适合患者。

3. 本章从政策方面分析了目前我国的康复医疗现状以及面临的问题和形势。国家不断颁布并完善了多项政策和相关法规，为需要康复治疗的患者提供了可靠的、稳定的医疗保障，使医疗服务体系实现公平原则。

（章雪倩　丁艳丽）

线上评测

扫码在线答题

讨论题

1. 简述医学伦理学的基本原则。
2. 简述康复医学伦理与医学伦理的区别。
3. 如何看待康复实践中遇到的伦理问题？
4. 康复治疗团队有分歧时应如何处理？

讨论题

解析

第八章

康复专业人员教育和资质认证

导学

PPT

学习目标

▲ **知识目标**

1. 掌握康复治疗类专业设置情况和职业教育提升途径。

2. 熟悉全国职业院校和行业组织为康复治疗专业发展所做的工作项目。

3. 熟悉康复治疗师规范化培训与康复医师和康复专科护士规范化培训之间的区别。

▲ **能力目标**

1. 能对康复治疗师规范化培训专家共识进行列举解释。

2. 能说出康复专业人员资质认证和职称评审办法。

▲ **课程思政目标**

1. 培养学生坚定的理想信念、深厚的爱国情感和民族自豪感。

2. 培养学生敬佑生命、救死扶伤、甘于奉献、大爱无疆的职业精神。

3. 培养学生成为热爱专业、爱岗敬业、同情患者、具有良好沟通能力的新时代有担当的康复治疗师。

案例导入

李某,男,19岁,某卫生职业技术学院康复治疗技术专业新生,阳光开朗,身体强壮,他非常喜欢做康复工作,对运动康复、推拿按摩、拔罐刮痧、贴扎拉伸有些了解,也很感兴趣,大专毕业后希望再提升一下学历。他认为能力强、本领大者更容易找到一份满意的工作,但对康复治疗专业学历提升途径不是很清楚。他打算毕业后参加全日制专升本考试以提升学历,本科毕业后去基层医院康复科工作,但不知道需要做哪些培训和资质认证。他听学长说过,毕业后不能立即独立从事康复治疗工作,需要考证,无证行医是违法的。

请思考:康复治疗职业教育分为哪些层次,有何不同? 其与普通本科教育又有何联系? 康复治疗技术专业学生毕业后能马上考证吗? 从业后需要考什么证书? 职称晋升时需满足哪些条件?

案例解析

中华人民共和国成立后,中国康复医学教育体系发生了巨大的变化,经历了从无到有,在职人员的康复医学普及、康复治疗技术技能培训以及不同学历教育的多层次发展。当前,我国康复医学教育已经从初期的探索阶段,进入到发展和成熟阶段,多元化康复医学教育体系正在形成,并逐渐融入国际康复医学发展的潮流中。

现代康复医学于20世纪80年代由西方发达国家引入中国,当时医疗模式仍处于"治病救人"的生物医学模式,医学教育也局限于临床医学。很多医生和公众对康复医学没有一个清晰、完整的概念。改革开放的春风打破了医学教育的格局,国际上"功能导向""以人为本"的现代康复理念,拓展了国内老一辈医学教育家的视角,他们开始积极建议谋划。为了尽快缩短与国际医疗服务体系之间的巨大差距,普及现代康复医学知识,1984年,卫生部发文要求在全国医学高等院校临床医学专业中开设康复医学课程。此举被认为是国内康复医学教育的标志和里程碑!

第一节 康复治疗专业人员学历教育

在中国现代康复医学教育早期阶段,中国康复专业人员的培训得到国际组织的鼎力相助。20世纪80年代末和90年代初,卫生部在世界卫生组织(WHO)西太平洋区域、香港复康会(Hong Kong Society for Rehabilitation,HKSR)的帮助下,启动了康复医学紧缺人才培训的"十年千人计划",即在同济医学院(现华中科技大学同济医学院)连续举办了为期1年的"实用康复医师证书培训班"。培训班每年招收50人左右,此培训班先后举办了7期(1989—1996年),这批中国早期"康复人"大多数后来成为全国各地康复医学学科的带头人和康复医学的积极传播者。

1992年开始,卫生部再次与WHO、HKSR合作,在安徽医学院(现安徽医科大学)举办了为期1年的"实用康复治疗培训班",培训对象主要是康复治疗技术人员,以培训操作型的康复专业人员为主,举办了两期,邀请的授课老师绝大多数是来自欧美康复医学发达国家的治疗师,以介绍操作性技术为主,很受临床专业人员的欢迎。

为了推动中国现代康复医学的发展,WHO在中国建立了两个康复合作中心。一个是1987年在广州的中山医科大学(现中山大学医学院)建立的WHO康复合作中心,由卓大宏教授任中心主任,2015年由黄东锋教授接任中心主任;另一个是1990年在武汉的同济医科大学(现华中科技大学同济医学院)建立的WHO康复培训与研究合作中心,由南登崑教授任中心主任,2006年起,由黄晓琳教授接任中心主任。这两个培训中心始终立足于国内及国际康复医学专业人员培训、社区康复服务模式探索,翻译和讲授WHO重要文件,并为WHO搜集康复医学相关信息和提供专家建议。

此外,各地高等医学院校附属医院与康复相关的科室也借助于高等学校的优势,积极与不同的国际组织合作,开展了各类短期培训班,在一定程度上缓解了临床康复专业人员的紧缺局面。

一、职业教育

(一)康复治疗类专业设置情况

1983年以来,我国康复治疗人才培养教育工作经历了短期培养到正规学历教育,并向专业化、国际化及多元化教育迈进。20世纪90年代职业教育蓬勃发展,开创了康复治疗人才学历教育的先

Note

河,30年来,高等职业教育成为我国康复治疗师培养的重要途径。1989年,我国在职业院校建立了康复治疗技术专业;2000年,教育部在《中等职业学校专业目录》中增加了康复技术专业;2001年,卫生部组织制订了中职康复治疗技术专业全国统一的教学大纲、教学计划,编写出版了卫生部规划教材,对促进我国中职康复治疗技术专业教育的发展起到了很大的作用。

2004年,教育部印发《普通高等学校高职高专教育指导性专业目录(试行)》,在医学技术类设置康复治疗技术和呼吸治疗技术。2015年,除原来的呼吸治疗技术外,康复治疗类单列并增加到三个专业,分别为康复治疗技术(含物理治疗、作业治疗、言语治疗方向)、言语听觉康复技术(含言语康复、听力康复方向)、中医康复技术。2021年教育部对高职本科康复专业设置做出调整,除保留康复治疗技术外,新增言语听觉康复技术、康复辅具器具技术、儿童康复治疗三个专业。目前,国内仅有少数院校开设了这些新增专业。

(二)职业院校概况

截至2006年,全国开设康复治疗技术专业的中专院校77所,大专院校64所,平均每校年招生人数在40～52人。截至2018年底,全国开设康复治疗技术专业的高职高专院校已达278所,每年毕业生近2万人。据相关报道,截至2023年9月,全国开设大专康复治疗技术专业院校已达326所。2020年,开设康复治疗职业教育本科专业的部分院校开始招生(教育部备案),2022年全国卫生职业教育教学指导委员会康复治疗类专业教学指导委员会组织专家团队进行全国性调研,以及职教本科康复治疗专业简介和教学标准研制等工作。

康复治疗职业教育有三年制中职教育、3＋2高职、五年一贯制高职、三年制高职大专和四年制本科教育等不同层次培养模式。国内办学较早、教学质量优良的卫生类中等职业学校在20世纪90年代后期开始招收三年制康复治疗技术专业学生,在2000年之后开始有院校举办大专层次的康复治疗教育。

中国康复医学会康复医学教育专业委员会康复职业教育学组和全国卫生职业教育教学指导委员会康复治疗类专业教学指导委员会,联合组织了第一至第四届全国大学生高职高专康复技能竞赛,2011年,由安庆医药高等专科学校承办,2015年,由聊城职业技术学院承办,2017年,由四川卫生康复职业学院承办,2019年,由宝鸡职业技术学院承办。2023年7月,第一届全国职业院校技能大赛(高职组)康复治疗技术赛项在湖北职业技术学院举行,本次大赛是教育部认定的国家级一类竞赛,以赛促学,以赛促教,增进友谊,取得了很好的效果。

2016—2019年,国家职业教育康复治疗技术专业教学资源库立项建设,是203个国家级职业教育专业教学资源库中资源数量巨大、内容丰富、使用较好的资源库之一,由全国15个省(市)的25所院校和39家医院(机构)共同建设,总投入1000多万元,依托智慧职教平台,建设了人体运动学、康复评定技术、运动治疗技术等22门在线标准课程,建成3万多条微课、视频、动画、PPT等素材,在开展线上教学和混合式教学中发挥了巨大作用。

(三)职业教育学历提升

中职学生可以通过参加单招单考或3＋2选拔考试或普通高考进入高职院校学习,高职高专毕业的康复治疗技术专业学生,可经多种途径提升自己的学历层次。主要途径包括:参加各省教育行政部门每年举行一次的"专升本"对口升学考试;参加全国统一组织的成人高考;参加少数高校与境外康复机构联办的学位班等,本科毕业获得学士学位后,也有机会进一步参加硕士研究生考试。

二、 普通本科教育

(一)康复治疗学本科教育

2000 年,教育部批准在部分高校开设本科康复治疗学专业,2001 年南京医科大学首开先河,首都医科大学紧随其后于 2002 年招生,2003 年中山医科大学(现中山大学医学院)停招了已开办三年的康复治疗技术大专,申请了四年制本科康复治疗学专业。2006 年,卫生部启动了本科康复治疗专业卫生部规划教材编写工作,由中山大学的燕铁斌教授担任总主编。历经数年精心筹备与编写,该系列教材自 2008 年出版问世以来,已历经三次修订,从最初的第一版 14 本教材发展至当前的第三版 19 本教材。这一系列举措为本科康复治疗学专业的教材建设做出了巨大贡献。

2000—2011 年,教育部备案/批准开设康复治疗学的本科院校共 52 所。2012 年,普通高等学校本科专业目录修订,新增两个医学技术类康复相关专业:康复治疗学、听力与言语康复学,学制四年,均为理学学士学位。从此,康复治疗本科学历教育开始快速发展,仅 2012 年就新增 23 所办学院校。截至 2023 年 9 月,开设康复治疗学的本科院校已达 202 所,开设听力与言语康复学的本科院校达 17 所。

(二)康复物理治疗和康复作业治疗

2002 年首都医科大学在全国首创康复治疗学专业"2＋2"人才培养模式,将康复治疗学专业学生分流到物理治疗专业及作业治疗专业两个办学方向。2007 年,该校的作业治疗课程获得了世界作业治疗师联盟(World Federation of Occupational Therapists,WFOT)最低教育标准认证。昆明医科大学紧随其后,在 2005 年招生并与香港理工大学合作设计了与国际接轨的 2＋2 物理治疗和作业治疗培养模式,并在 2010 年和 2011 年获得 WFOT 和世界物理治疗联盟(World Confederation for Physical Therapy,WCPT)最低教育标准认证,成为国内第一家物理治疗及作业治疗课程均获认证的大学。

2012 年,四川大学、上海中医药大学、福建中医药大学也分别获得 WFOT 和 WCPT 两个联盟的认证。2016 年,教育部对专业目录进行了重要修订,新增了康复物理治疗和康复作业治疗两个专业,并将它们归类于医学技术类专业。截至 2018 年,中国已有 5 所院校获得了物理治疗及作业治疗本科专业的国际认证,为中国康复治疗教育与国际接轨及康复国际化教育做出了示范。截至 2023 年 9 月,开设康复物理治疗的本科院校已达 17 所,开设康复作业治疗的本科院校已达 8 所。

(三)其他类康复专业兴起

2012 年以来,一些与康复治疗相关的专业也应运而生。2018 年,在体育类下开办运动康复专业的本科院校达 73 所,在教育类下开办教育康复学专业的院校达 9 所。据中国教育在线高考服务平台信息,开设运动康复专业的本科院校有 90 所,开设中医康复学专业的本科院校有 27 所,开设假肢矫形工程专业的本科院校有 6 所,开设康复辅助器具技术专业的职业教育本科院校有 1 所。这些专业的人才培养,及时满足了大健康产业及康复医疗服务多样化的人才需求。

Note

三、研究生教育

（一）康复医学与理疗学研究生培养

1981 年 11 月 26 日，国务院公布了首批博士和硕士学位授予单位名单，北京大学运动医学研究所位列其中，曲绵域教授首开招收硕士生先河；随后，复旦大学附属华山医院范振华教授、南京医科大学第一附属医院周士枋教授、安徽医科大学第一附属医院赵翱教授等也开始招收运动医学硕士生。学生毕业后进入康复医学服务领域，不仅丰富了该领域的人才结构，也标志着康复医学早期高层次人才培养工作的正式开启。

1997 年，国务院学位委员会在调整学科专业时将本学科的学位名称定为康复医学与理疗学，医学学位。最早招生的一批老教授包括中国医科大学朱霖青、同济医科大学（现华中科技大学同济医学院）南登崑、中山医科大学（现中山大学医学院）卓大宏教授等。据中国教育在线考研频道信息，招收康复医学与理疗学学术硕士研究生的院校有 122 所，专业硕士研究生的院校有 150 所。检索康复治疗、康复治疗学、物理治疗学、作业治疗学专业名称，目前还没有研究生招生院校。另据中国研究生招生信息网信息，招收康复医学与理疗学博士研究生的院校有 38 所，招收运动康复专业博士研究生的院校有 5 所，招收中医康复学专业博士研究生的院校有 4 所。

（二）康复治疗学研究生培养

2004—2007 年，华中科技大学与香港理工大学联合设置物理治疗硕士（Master of Physiotherapist，MPT）课程，两年制，共举办了三届，毕业生成为国内物理治疗师的骨干。2008 年汶川地震后，在香港赛马会及香港理工大学的帮助下，四川大学建立了灾后重建与管理学院，2012 年起招收物理治疗、作业治疗及义肢矫形硕士研究生（各两届）和博士研究生，硕士研究生颁发香港理工大学证书，博士研究生则颁发两所学校的毕业证书。2016 年 10 月 17 日，北京大学与美国南加利福尼亚大学签署协议，开展为期 8 年的研究生教育合作项目，美国南加利福尼亚大学将为北京大学培养作业治疗专业博士研究生师资 4 名，联合培养作业治疗专业博士研究生 15 名。

2017 年，经过教育部医学技术类教学指导委员会多年的努力，国务院学位委员会办公室批准设置医学技术类研究生学位点。北京大学、北京协和医学院、天津医科大学、中山大学、四川大学 5 所学校获得康复治疗学博士点授权；天津医科大学、大连医科大学、上海中医药大学、南通大学、徐州医科大学、温州医科大学、浙江中医药大学、安徽医科大学、蚌埠医科大学、福建医科大学、赣南医科大学、滨州医学院、郑州大学、河南中医药大学、新乡医学院、广东医科大学、桂林医学院、重庆医科大学、川北医学院、昆明医科大学、湖北医药学院、南方医科大学、成都医学院 23 所学校获得康复治疗学硕士点授权。

根据中国研究生招生信息网，2023 年医学技术类硕士点增至 47 所。由此，中国康复治疗师的高学历教育终于在国家层面拉开了帷幕。

（三）美国物理治疗专业物理治疗博士教育

美国的康复治疗学专业教育起步领先、发展迅猛，建立了相对完善、分管明晰、运行有序的教育管理体系，具有丰富的经验可供参考。物理治疗博士（DPT）项目在美国康复治疗学领域占据着主导地位。它作为招生核心项目之一，不仅拥有一套相对完整且成熟的独立申请流程，还构建了专业化与系统化的教育管理体系。截至 2018 年,美国物理治疗教育认证委员会认证的美国博士项目共 250 个。2020 年《美国新闻与世界报道》发布的排名靠前的"美国最佳研究生院校——物理治疗专业分支最佳院校排名"包括:特拉华大学、西北大学、匹兹堡大学、艾奥瓦大学、南加利福尼亚大学、埃默里大学、圣路易斯华盛顿大学、麻省综合医院-健康职业学院、杜克大学、贝勒大学、俄亥俄州立大学、佛罗里达大学以及迈阿密大学。DPT 项目入学要求申请者具备学士学位,不同高校的专业对申请者教育背景即入学前需完成的课程有不同的要求。部分 DPT 项目提供"3+3"课程模式,即先经过 3 年的本科或预科教育,再进行 3 年专业课程学习,最终获得学位。

(四)中国康复医学教育专业委员会

中国康复医学教育的发展离不开几代康复人孜孜不倦的努力和追求。从 20 世纪 80 年代至今,中国康复医学教育专业委员会在历任主任委员(卓大宏教授、励建安教授、敖丽娟教授及陈健尔教授)的带领下逐渐壮大;从学历教育到毕业后教育,聚集了康复医师及康复治疗相关专业教育的各类院校及医疗机构的专家学者,为我国康复医学人才队伍的成长壮大、教育的专业化和国际化发展奠定了基础,构建了"康复相关专业学生技能竞赛""青年教师课堂教学比赛""创新创业竞赛"三个竞赛品牌,成立了康复治疗教育国际化专家委员会,进一步推动教育教学改革及教育国际化进程;协助教育部医学技术类教学指导委员会完成了《普通高等学校教育质量标准》的编制;协助中国医师协会康复医师分会完成了《康复医学科医师培训标准》和《康复医学科医师培训基地标准》的编制等重要工作。

第二节 康复专业人员的培训

一、康复治疗师培训

我国现代康复医学起步于 20 世纪 80 年代,从学历教育到毕业后的培训教育发展迅速,但由于康复治疗学、康复治疗技术专业的学历教育起步较晚,康复治疗人才的总量严重不足,不能满足市场需求。康复治疗师作为康复医学重要的专业技术人员,其岗位能力决定了患者的临床康复疗效。现阶段,随着人口老龄化和慢性病患者数量的增加,我国康复治疗师人才数量不足和质量提升滞后与人民日益增长的健康需求之间的矛盾日益突出。

(一)康复治疗师准入制度未健全

我国目前尚未建立康复治疗师的准入制度,很多康复治疗专业学生毕业后未进行规范化培训。我国康复治疗专业学生毕业后,由于没有经过类似于临床住院医师规范化培训和护理专业毕业后规范化培训,其临床岗位能力的培训主要依赖于毕业前最后 1 年在医疗机构的实习,又因角色的转变较快,难以适应康复对象日益增长的服务需求。目前过渡办法是康复治疗专业学生毕业后一年参加康复治疗师(士)专业技术资格考试,考试合格则认定有资格进行康复医疗服务。康复治疗师作为康复医疗服务的主要实施者,其岗位能力是决定康复医疗服务质量的关键因素。因此,非常有必要开展康复治疗专业毕业后规范化培训。

Note

（二）康复治疗师规范化培训专家共识

中国康复医学会标准委员会和康复治疗专业委员会于 2021 年 4 月 17 日在安徽合肥联合召开了"首届康复治疗师规范化培训标准建设高峰论坛"，形成《中国康复治疗师毕业后规范化培训专家共识》，并于 2021 年在《中国康复医学杂志》公开发表。

《中国康复治疗师毕业后规范化培训专家共识》中报道，国内已有一些高等医学院校自主开展了康复治疗专业毕业后的规范化培训工作。中国科学技术大学附属第一医院（安徽省立医院）2010 年开展一年制康复治疗师毕业后（就业前）规范化培训，南昌大学第一附属医院也于 2018 年面向社会开展一年制康复治疗师规范化培训，四川大学华西医院自 2006 年开展两年制康复治疗师毕业后规范化培训，郑州大学第五附属医院从 2018 年起也开展了康复治疗专业毕业后的两年制规范化培训。上述单位先行先试经验表明，康复治疗专业学生毕业后即给予一年制或两年制的规范化培训，各有侧重。实践证明，规范化培训成效显著，且完全具备实施的可行性。

为保证康复治疗师规范化培训质量、效果及可操作性，专家的建议如下。①当前各省、自治区、直辖市根据实际情况，可以采取一年制或两年制培训。②培训基地单位需要具备一定的师资条件，并制定一套全面而细致的师资管理体系，涵盖师资遴选及资格认定、师资职责、师资培训、上岗制度及师资考评。③学员培训结束后要进行岗位能力考核。④培训基地单位要具有国家卫生健康委员会规定的住院医师规范化培训的资质，优先考虑中国康复医学会继续教育培训基地，培训基地单位应成立三级管理组织，并针对具体实施康复治疗师规范化培训的科室成立管理小组。⑤培训经费：可以由培训基地单位设立专用资金，学员生活补贴和住宿可参照当地住院医师规范化培训标准，并结合医院相关规定执行，不同学历的培训学员可适当差异化。⑥鼓励培训基地单位为学员购买社会保险。

二、康复医师和康复专科护士培训

（一）康复医师培训

1. 康复医师规范化培训　2003 年中国医师协会康复医师分会成立，首届会长王茂斌教授受卫生部毕业后医学教育委员会和中国医师协会委托，牵头起草了《康复医学科专科医师培训基地细则》《专科医师培养标准细则》《专科医师培养考核手册》和《专科医师培养登记手册》等规范化培训文件。2006 年，卫生部组织专家对国内第一次申请"康复医学专业医师培养基地"试点的近 50 个单位进行了评定工作，最后卫生部认定 17 个单位合格，6 个单位基本合格。2009 年 2 月，全国专科医师培训规划教材《康复医学》由王茂斌教授担任主编，并由人民卫生出版社出版，供专科医师培训使用。2016 年，由励建安及黄晓琳教授主编的《康复医学》作为国家卫生和计划生育委员会住院医师规范化培训规划教材。

康复医师规范化培训国内至今尚无统一的教学模式。与相对成熟的专科不同，康复医学科多数建立于 21 世纪初，学科建设时间短，各地都有各自的培训特点。以四川大学华西医院康复医学住院医师规范化培训为例，培训的第一部分为康复临床相关科室轮转，要求是作为住院医师，在带教老师的指导下，作为主管医师，单独值班，并掌握临床各科的常见病和多发病的诊治及常规的基本操作；培训的第二部分是康复治疗专科亚专科轮转，要求是作为康复治疗师，为患者做康复治疗，并掌握各治疗室常见病的康复评定、手法治疗、相关物理因子的应用。

2013年,国家卫生和计划生育委员会等七部门出台《关于建立住院医师规范化培训制度的指导意见》,中国医师协会康复医师分会受命对《康复医学科医师培训标准》和《康复医学科医师培训基地标准》进行修订和补充,次年正式颁布。从此拉开了国内康复医学专科医师三年制规范化培训的序幕。同时,在国家卫生健康委员会及教育部的共同努力下,专业研究生与住院医师规范化培养有效衔接,住院医师规范化培训合格证、医师执业证、硕士研究生毕业证、硕士学位证、专科医师证五证合一的时代真正到来。

2. 康复医师规范化培训典型案例 以浙江大学医学院附属第一医院康复医学科为例,鉴于危重症康复对康复医师能力的新要求,培训中心着重强化医师在急危重症综合诊疗与多脏器功能康复方面的能力培养。为此,我们调整了专业能力培训目标,旨在培养出一批能够在医院各类场景下独当一面,不仅精通早期康复介入策略,还擅长重症脏器康复治疗的临床实用型与复合型人才。

培训内容分成4个模块。

(1)基础知识与临床思维模块:包括6个核心模块和3个拓展模块。

①6个核心模块:重症/脏器康复、脑及周围神经康复、脊髓损伤康复、骨关节肌肉康复、肌电诊断、骨骼肌软组织超声,培训时间共6个月。

②3个拓展模块:物理医学仪器操作、截肢康复及假肢矫形器、康复医学新进展,培训时间共2个月。

(2)操作技能模块。

(3)医学综合素质培养模块:主要为职业价值观、领导力和团队合作、沟通能力3个方面的培训。

(4)科研与教学模块:在导师指导下参与临床应用研究,高年资康复住院医师带教低年资康复住院医师。

(二)康复专科护士培训

1. 康复专科护士培训的必要性 随着经济社会发展、老龄化进程加快以及人们对医疗卫生的需求和观念的转变,人们对疾病治疗的要求不再限于生命的延长,而是更加重视功能恢复、社会参与能力及生活质量提高等要求,护理的专科化管理已经成为全球医院临床护理的发展方向。康复专科护士是患者损伤功能训练的实施者、协调者、教育者,在患者康复治疗、训练和指导中起着极其重要的作用。临床护士对康复专科护士规范化培训有很大需求,因而开展康复专科护士规范化培训非常必要。

2. 康复专科护士培训的内容与考核 全国康复学科建设早、发展良好的省市级三级医疗机构都在积极探索康复专科护士培训体系,制定康复专科护士培训学员的准入要求、课程设置、考核与评价标准。培训内容可以设计为康复基本理论知识、运动功能训练指导、日常生活活动能力指导、神经康复护理、骨科康复护理、老年康复护理、心肺康复护理等,包括康复基础理论知识和康复实际操作培训,培训时间为2~3个月或者更长,各地稍有区别,最后组织考核,为考核合格者颁发"康复护理专科护士结业证书"。

3. 康复专科护士培训的意义 各科室康复专科护士积极开展工作,对患者进行早期的康复护理干预,显著促进了患者后期的康复治疗。开展康复专科护士培训,可提高康复专科护士专业水平,确保患者得到及时、有效的康复护理服务,从而促进康复护理的发展。有研究显示,心脏康复可有效减少心血管疾病发生风险,降低心血管疾病发病率、再入院率及病死率,提高患者的生活质量。如心脏康复由心血管团队主导且联合多学科开展,其中,心脏康复专科护士是重要的参与者,在心脏康复三期康复护理实施中扮演着很重要的角色。

第三节　康复专业人员资质认证

一、康复专业人员从业资格

目前,我国康复专业人员从业资格主要分为两大类:一类是康复医师资格,另一类是康复治疗师(士)资格。康复医师属于医师系列,康复治疗师(士)属于技师系列。符合有关条件的人员参加执业助理医师或执业医师资格考试,考试合格者取得执业助理医师或执业医师资格;符合有关条件的人员参加康复治疗师(士)资格考试,考试合格者取得康复治疗师(士)执业资格。

二、专业技术资格考试

(一)康复医学治疗技术资格考试

根据2021年12月23日卫生专业技术资格考试办公室通知公告,康复治疗技术专业在初级(士)考试专业目录显示"康复医学治疗技术",专业代码107,考试科目有基础知识、相关专业知识、专业能力、专业实践能力。卫生专业技术资格考试相关专业科目成绩实行两年一个周期的滚动管理办法,在连续两个考试年度内通过同一专业4个科目的考试者可取得该专业资格证书。不同专业(包括主修与辅修专业)之间的所有科目考试合格成绩,应视为各自独立,不得相互混淆或合并计算为同一专业的成绩总和。取得康复治疗师(士)资格考试合格者具备康复治疗师(士)执业资格,具体可见国家卫生健康委人才交流服务中心官方网站。

(二)卫生专业技术人员职称考试与评审

卫生专业技术人员职称设初级、中级、高级,初级分设士级和师级,高级分设副高级和正高级。卫生专业技术人员职称划分为医、药、护、技四个专业类别。其中,医疗类各级别职称名称分别为医士、医师、主治(主管)医师、副主任医师、主任医师,技术类各级别职称名称分别为技士、技师、主管技师、副主任技师、主任技师。康复治疗技术专业毕业生按技师系列职称晋升。

《人力资源社会保障部　国家卫生健康委　国家中医药局关于深化卫生专业技术人员职称制度改革的指导意见》(人社部发〔2021〕51号)指出,中、初级职称继续实行以考代评,考试实行全国统一组织,已统一考试的专业不再进行相应的职称评审或认定,各省(区、市)由人力资源社会保障部门会同卫生健康部门确定本地区聘用标准。副高级职称原则上采取考试与评审相结合的方式,正高级职称可采取考试与评审相结合的方式,或采取答辩与评审相结合的方式,具体办法由省级人力资源社会保障部门会同卫生健康部门确定。

1. 康复治疗师申报各层级职称条件

（1）初级职称考试（技士/技师）。

①康复治疗士（技士）：具备相应专业中专、大专学历，可参加技士资格考试。康复治疗技术大专毕业生当年 12 月份开始预报名，一般在第二年 4 月参加康复治疗士资格考试，需要在医疗机构中从事康复治疗相关工作近 1 年，具体由当地卫生健康委审核。

②康复治疗师（技师）：具备相应专业硕士学位；或具备相应专业大学本科学历或学士学位，从事本专业工作满 1 年；或具备相应专业大专学历，从事本专业工作满 3 年；或具备相应专业中专学历，取得技士职称后，从事本专业工作满 5 年，可参加技师资格考试。

（2）中级职称考试（主管技师）：卫生专业技术人员中级职称实行全国统一考试制度。

报考条件：具备博士学位；或具备硕士学位，取得技师职称后，从事本专业工作满 2 年；或具备大学本科学历或学士学位，取得技师职称后，从事本专业工作满 4 年；或具备大专学历，取得技师职称后，从事本专业工作满 6 年；或具备中专学历，取得技师职称后，从事本专业工作满 7 年。

（3）高级职称评审（副主任技师）。

①申报条件：具备大学本科及以上学历或学士及以上学位，受聘担任主管技师职务满 5 年；或具备大学专科学历，受聘担任主管技师职务满 7 年。担任主管技师期间，平均每年参加本专业工作时间不少于 40 周。

②评审条件：熟练掌握本专业基础理论和专业知识，熟悉本专业国内外现状及发展趋势，不断吸取新理论、新知识、新技术并推广应用，熟悉本专业相关的法律、法规、标准与技术规范。具有较丰富的本专业工作经验，能独立解决复杂或重大技术问题，具有指导本专业下级技师的能力。

（4）高级职称评审（主任技师）。

①申报条件：具备大学本科及以上学历或学士及以上学位，受聘担任副主任技师职务满 5 年。担任副主任技师期间，平均每年参加本专业工作时间不少于 35 周。

②评审条件：在具备所规定的副主任技师水平的基础上，精通本专业某一领域的基本理论知识与技能，并有所专长；深入了解本专业国内外现状及发展趋势，不断吸取新理论、新知识、新技术并用于实践；具有丰富的本专业工作经验，能独立解决复杂或重大技术问题，具有指导本专业下级技师的能力。

2. 工作业绩要求 以下业绩成果可作为代表作。

（1）解决本专业复杂问题形成的临床病案、应急处置情况报告、流行病学调查报告等。

（2）吸取新理论、新知识、新技术形成的与本专业相关的技术专利。

（3）结合本专业实践开展科研工作形成的论文等成果。

（4）向大众普及本专业科学知识形成的科普作品。

（5）参与研究并形成的技术规范或卫生标准。

（6）人才培养工作成效（包括带教本专业领域的下级专业技术人员的数量和质量，以及所承担教学课题和所获成果等）。

（7）其他可以代表本人专业技术能力和水平的标志性工作业绩。

思政园地

卓大宏：中国康复医学引路人、开拓者

卓大宏教授，1932 年 11 月生于广州，是我国杰出的康复医学理论家、康复医学教育家，曾任中山医科大学(现中山大学医学院)党委书记，长期从事康复医学的临床、教学和科研工作，创立了我国第一个社区康复模式，致力于改善我国残疾人的康复条件。他的学生，很多都成为我国康复医学领域的领军人物。

1984—2015 年，卓大宏一直被世界卫生组织聘请为世界卫生组织康复专家咨询团成员。他在担负繁忙的教、医、研和行政管理工作重任时，还主编了康复医学专著《中国康复医学》。在国内外共出版专著 9 本，发表论文 140 多篇。中山大学附属第一医院在原来理疗科和体疗科的基础上建立康复医学科(被确定为 WHO 康复合作中心)，同时建立康复医学教研室，成为国内最早建立现代康复医学科的医院。

中山大学附属第七医院康复医学科主任黄东锋是卓大宏的学生，他介绍，卓教授倡导的社区康复模式是专业人员与社区居委会、学校等一起共同参与组成街道康复小组，定期到残疾人家中进行康复指导，强调因地制宜解决社区残疾人康复问题，并推广适宜的康复技术。

卓大宏教授勤奋好学，博采众长，医术精湛，医德高尚，无私奉献，为教师楷模，倾心康复，德术双馨，是中国现代康复医学事业先驱者。我们应当深切地向卓大宏教授为代表的老一辈康复专业人员致以崇高的敬意，热爱康复，积极奉献，为人民群众康复事业做出应有贡献。

知识拓展

《卫生专业技术人员职称评价基本标准》(2021 年)

每一位医务人员除了专业能力考核合格之外，还必须具备以下基本要求：①遵守国家宪法和法律，贯彻新时代卫生与健康工作方针，自觉践行"敬佑生命、救死扶伤、甘于奉献、大爱无疆"的职业精神，具备良好的政治素质、协作精神、敬业精神和医德医风；②身心健康，心理素质良好，能全面履行岗位职责；③卫生专业技术人员申报医疗类、护理类职称，应取得相应职业资格，并按规定进行注册，取得相应的执业证书。

本章小结

1. 中华人民共和国成立后，中国康复医学教育体系发生了巨大的变化，经历了在职人员的康复医学普及、康复治疗技术技能培训以及不同学历教育的多层次发展。当前，我国康复医学教育快速发展，多元化康复医学教育体系正在形成，并逐渐融入国际康复医学发展的潮流中。

2. 康复专业人员教育可以分为职业教育、普通本科教育、研究生教育，内容不同。

3. 康复专业人员培训可分为康复治疗师培训、康复医师培训、康复专科护士培训，内容不同。

4. 康复治疗师领域虽尚未全面建立统一的准入制度,但在专业技术职务的评定上已形成了较为明确的体系。中、初级职称的评定采取"以考代评"的方式,高级职称的评定一般要求采用"考评结合"的模式。

(周立峰)

 线上评测

扫码在线答题

 讨论题

1. 简述康复治疗技术、康复物理治疗、康复作业治疗的区别。
2. 康复医师规范化培训与康复治疗师培训有哪些区别?

讨论题
解析

Note

参 考 文 献

[1] 卓大宏.中国康复医学[M].2 版.北京:华夏出版社,2003.

[2] 中国残疾人联合会.2022 年残疾人事业发展统计公报[R/OL].(2023-04-06)[2024-07-11]. https://www.cdpf.org.cn/zwgk/zccx/tjgb/4d0dbde4ece7414f95e5dfa4873f3cb9.htm.

[3] 中国残疾人联合会.2010 年末全国残疾人总数及各类、不同残疾等级人数[R/OL].(2021-2-20)[2024-7-10].https://www.cdpf.org.cn/zwgk/zccx/cjrgk/15e9ac67d7124f3fb4a23b7e2ac-739aa.htm.

[4] 世界卫生组织.世卫组织 2014～2021 年全球残疾问题行动计划:增进所有残疾人的健康[J].中国康复理论与实践,2014,20(7):601-610.

[5] 蓝巍,马萍.运动学基础[M].3 版.北京:人民卫生出版社,2020.

[6] 李雪斌,李雪萍.康复医学[M].3 版.南京:江苏凤凰科学技术出版社,2018.

[7] 谭工.康复医学导论[M].3 版.北京:人民卫生出版社,2019.

[8] 宋为群,孟宪国.康复医学[M].4 版.北京:人民卫生出版社,2019.

[9] 李静,宋为群.康复心理学[M].2 版.北京:人民卫生出版社,2018.

[10] 王俊华,杨毅.康复医学导论[M].北京:人民卫生出版社,2019.

[11] 盛幼珍,卢健敏,罗文伟.康复医学导论[M].武汉:华中科技大学出版社,2018.

[12] 王宁华.康复医学概论[M].3 版.北京:人民卫生出版社,2018.

[13] 陈立典.康复医学概论[M].2 版.北京:人民卫生出版社,2018.

[14] 杜晓霞,桑德春,刘洁.康复医学概论[M].长沙:中南大学出版社,2019.

[15] 徐慧.康复医学科的规范化建设与康复流程设置[J].中医药管理杂志,2020,28(18):58-59.

[16] 叶祥明.康复医学科管理及诊疗规范[M].杭州:浙江大学出版社,2014.

[17] 窦祖林,李奎,李鑫.康复治疗记录的撰写[M].北京:人民卫生出版社,2016.

[18] 励建安,黄晓琳.康复医学[M].北京:人民卫生出版社,2016.

[19] 吴庆连.康复医学科管理规范与操作常规[M].北京:中国协和医科大学出版社,2018.

[20] 王正珍,徐俊华.运动处方[M].3 版.北京:高等教育出版社,2021.

[21] 燕铁斌,敖丽娟.中国康复医学教育体系的构建与发展历程[J].中国康复医学杂志,2019,34(8):881-884.

[22] 张霞.司法实践中的医学伦理问题及其法律规制研究[D].兰州:甘肃政法大学,2022.

[23] 王刚.社区康复学[M].2 版.北京:人民卫生出版社,2023.